rororo

rororo

rororo sport Herausgegeben von Bernd-H. Gottwald

Wend-Uwe Boeckh-Behrens

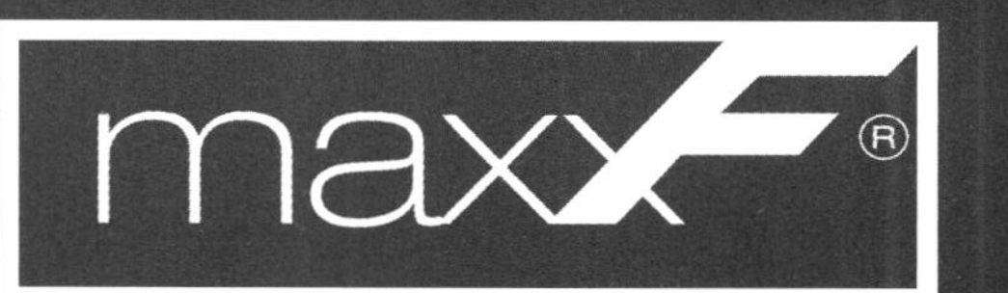

Das Super-Krafttraining

Hocheffektiver Muskelaufbau
Intensiver Fettabbau
Basic- und Komplexprogramme

Fotos Horst Lichte

Rowohlt Taschenbuch Verlag

4. Auflage September 2007

Originalausgabe

Veröffentlicht im Rowohlt Taschenbuch Verlag, Reinbek bei Hamburg, Oktober 2006

Umschlaggestaltung any.way, Andreas Pufal (Foto: Rowohlt / Horst Lichte)
Satz Dolly und Antique Olive PostScript, InDesign CS2 | Layout Christine Lohmann
Gesamtherstellung Clausen & Bosse, Leck | Printed in Germany
ISBN 978 3 499 61077 6

Inhalt

MaxxF – die Revolution im Krafttraining

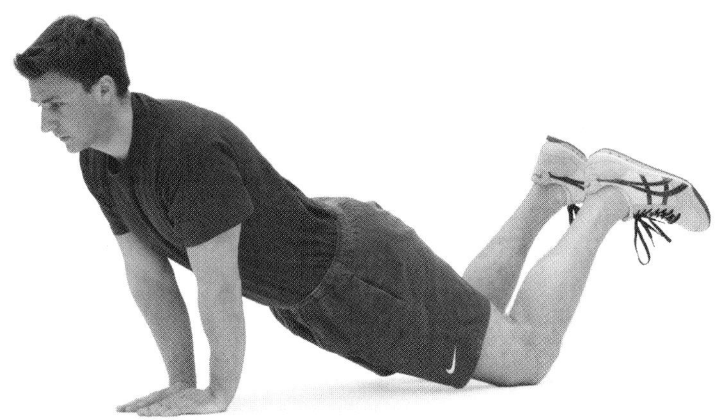

Haben Sie sich nicht schon oft ein Allheilmittel gewünscht, das Ihnen eine attraktive Figur, gute körperliche Leistungsfähigkeit und Beschwerdefreiheit beschert, ohne dafür mehrmals pro Woche stundenlange Trainingseinheiten auf sich nehmen zu müssen? Dieses Allheilmittel gibt es jetzt! Es ist kostenlos, beansprucht sehr wenig Zeit und kann von jedermann problemlos, ohne spezielle Ausrüstung und Geräte, zu jeder Zeit, an fast jedem Ort, allein oder mit einem Partner oder einer Gruppe «eingenommen» werden. Das Allheilmittel heißt maxxF.

maxxF ist ein neuartiges Superkrafttraining – sehr kurz, sehr effektiv, benötigt keinerlei Hilfsmittel und kann überall durchgeführt werden. maxxF bietet Ihnen maximale Fitness, maximale Effektivität, maximale Kraft [F] und Beschwerdefreiheit bei einem sehr geringen zeitlichen Aufwand von 5 bis 30 Minuten Dauer, nach Ihrer Wahl.

maxxF-Übungen und -Trainingsprogramme ohne Geräte – das neue Super-Krafttraining

Im Mittelpunkt des Buches stehen die maxxF-Übungen und -Trainingsprogramme. Die Übungen sind das Ergebnis von zehn Jahren Krafttrainingsforschung an der Universität Bayreuth. Die maxxF-Übungen und ihre Varianten haben sich in Messungen und Trainingsexperimenten als die effektivsten Übungen ohne Geräte erwiesen. Mehrere dieser Topübungen, die ausschließlich mit dem eigenen Körpergewicht ausgeführt werden, sind Übungsneuheiten, die sich als wirksamer erwiesen haben als alle bisher bekannten Krafttrainingsübungen.

Die 16 maxxF-Einzelübungen und die 16 Partnerübungen bilden die Basis für 12 maxxF-Trainingsprogramme, die für jedes Zeitbudget ein passendes Angebot bieten. Sie reichen vom 5-Minuten-Programm, das, regelmäßig durchgeführt, bereits erstaunliche Ergebnisse bringt, über das 30-Minuten-Komplett-Programm, das das Kernstück der maxxF-Programme ist, bis zum Mammut-Programm für Trainingsfanatiker.

maxxF – unverzichtbar für jedermann

Sportabstinente Personen, die bisher aus finanziellen Gründen, Zeitmangel, Motivationsproblemen oder aus organisatorischen Gründen kein gesundheitsorientiertes Training realisieren konnten, haben mit maxxF eine kostenlose, einfache und sehr effektive Lösung für all diese Schwierigkeiten.

Fitnessbegeisterte jedes Alters können maxxF als alleiniges oder ergänzendes Krafttraining jederzeit und überall einsetzen. Sportler aller Disziplinen nutzen maxxF als Basiskraftprogramm, ohne ihr sportartspezifisches Training vernachlässigen zu müssen. Insbesondere für jugendliche Sportler hat sich maxxF als Grundlagentraining bestens bewährt. Fitnesstrainern und Betreibern von Fitnessanlagen bietet maxxF eine Fülle von Einsatzmöglichkeiten im Studio. Sportlehrer können die Kraftfähigkeit ihrer Schüler optimal verbessern, indem Sie das maxxF-5-Minuten-Programm konsequent in jede Sportstunde integrieren.

Für Physiotherapeuten und Ärzte sind die maxxF-Übungen und -Programme eine Fundgrube für neue, wissenschaftlich überprüfte Übungen.

Nutzen auch Sie die Chancen, die maxxF für Sie, Ihre Familie, Freunde und Kunden bietet. Lassen Sie sich durch die Formel «maxxF – kurz, intensiv, effektiv» motivieren und lassen Sie sich von den schnellen Erfolgen überraschen.

Wend-Uwe Boeckh-Behrens

Was ist maxxF?

Maximale Fitness, maximale Effektivität und maximale Kraft

Der Markenname maxxF verdeutlicht in idealer Weise diese drei wichtigen Ziele, die von den meisten Menschen in einem fitness- und gesundheitsorientierten Krafttraining angestrebt werden.

Kurze Trainingszeiten mit hoher Effektivität

Dabei können Sie zwischen mehreren kurzen Trainingsprogrammen wählen. Der ganz Eilige entscheidet sich z. B. für das 5-Minuten-Mini-Programm, das sich auch sehr gut als Anfangs- bzw. Schlussteil jeder Sportstunde im Verein oder in der Schule eignet. Trotz der sehr kurzen Übungszeit haben es die 3 Übungen dieses Programms in sich und sind von erstaunlicher Wirksamkeit. Als kurzes Heimtraining können Sie z. B. das 10-Minuten-Programm wählen, das mit 7 Übungen bereits sehr komplett ist und sich auch gut als ein ergänzendes Krafttraining für jede Trainingseinheit in nahezu allen Sportarten eignet. Auch das komplette maxxF-Programm bleibt ein Kurzzeittraining. Nur 30 Minuten dauert das maxxF-Programm, das alle Muskelgruppen äußerst effektiv trainiert.

Ein Programm ohne Geräte

Für die maxxF-Übungen benötigen Sie nichts! Keine Geräte, weder Hanteln noch Maschinen, keinerlei Ausrüstung und keine spezielle Kleidung.

Trainieren zu jeder Zeit

Sie sind an keine Uhrzeit gebunden. Sie müssen keine festen Übungstermine einhalten, sondern können das maxxF-Training zu jeder gewünschten Zeit durchführen, am Morgen, in der Mittagspause, nach Arbeitsschluss, vor dem Schlafengehen oder wann immer Sie Zeit, Lust und Laune haben.

Trainieren an jedem Ort

Ausreichenden Raum finden Sie zu Hause auf dem Teppich, in jeder Gymnastik- oder Sporthalle, im Fitness-Studio oder im Urlaub im Freien. maxxF benötigt keine speziellen Räume und beansprucht nur so viel Platz, wie Sie brauchen, um sich auf dem Boden auszustrecken. Ein weicher Untergrund wie der Wohnzimmerteppich, eine Gymnastikmatte, ein Handtuch auf einer Wiese oder der Sand am Meer genügt.

Allein, mit Partner oder in der Gruppe

Maximale Flexibilität besteht auch bezüglich der benötigten Personen. Für das maxxF-Training brauchen Sie niemanden. Sie können ein optimales maxxF-Training sehr gut allein machen. Für ein Partner-maxxF stehen Ihnen spezielle Partnerübungen zur Verfügung, oder Sie führen beide gemeinsam die Einzelübungen durch. Viele Menschen werden jedoch durch eine Gruppe stärker motiviert. Einen maxxF-Kurs finden Sie in vielen Fitness-Anlagen, die mit der Inline-Akademie zusammenarbeiten. Das maxxF-Programm ist in Kooperation zwischen der Universität Bayreuth und der Unternehmensberatung Inline entstanden. In beiden Institutionen sind die maxxF-Programme getestet und evaluiert und weiterentwickelt worden. Für Fitness-Trainer bietet die Inline-Akademie sogar eine Ausbildung zum maxxF-Diplom-Trainer an.

Die maxxF-Übungen

Ein Forschungsschwerpunkt am Institut für Sportwissenschaft der Universität Bayreuth ist die Krafttrainingsforschung. Dabei ist es gelungen, die effektivsten Kraftübungen für jede einzelne Muskelgruppe zu ermitteln.

Bei dieser sehr erfolgreichen Arbeit zeigt es sich, dass mehrere der effektivsten Übungen nicht immer Übungen mit Hantel- oder Maschinengewichten sind, sondern Übungen ohne jedes Gerät, bei denen das Körpergewicht und die eigene Muskelkraft den Widerstand darstellen. Die jeweils besten Übungen ohne Geräte wurden zu dem maxxF-Programm zusammengefasst.

Innovative Übungen

Es war notwendig, für einige Muskelgruppen neuartige Übungen ohne Geräte zu entwickeln. Trotz der langen Tradition einer mehr als 3000-jährigen Sportgeschichte wurden zum Teil völlig neuartige, bisher unbekannte Übungen gefunden, die sich in Messungen als intensiver und effektiver erwiesen haben als alle bisher bekannten und praktizierten Übungen. Ein Beispiel dafür ist die Übung Lat-Rudern in Rückenlage. Bei dieser Übung werden deutlich höhere Muskelspannungen im Breiten Rückenmuskel (M. latissimus dorsi) erreicht als bei bisher bekannten Kraftübungen mit Geräten.

Lat-Drücken in Rückenlage

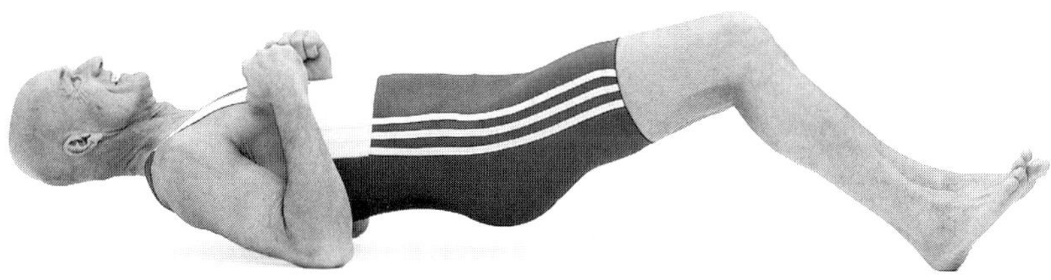

Was bringt maxxF?

«Use it or loose it»

Dieser Satz bringt die Formel des Lebens und des Überlebens auf den Punkt. Das wichtigste Grundgesetz des Lebens ist die Fähigkeit aller Lebewesen, sich den ständig wechselnden Anforderungen der Umwelt anpassen zu können. Wird die Anpassungsfähigkeit überfordert, nimmt der Organismus Schaden und stirbt schließlich. Dies beweisen die erschreckenden Folgen von Bewegungsmangel, Rauchen, Über- und Fehlernährung, die die großen Killer unserer Zeit wie Krebserkrankungen, Diabetes mellitus, Arteriosklerose und Herzinfarkt zur Folge haben. Das biologische Gesetz der Anpassung (= Adaptation) stellt für den Menschen gleichzeitig eine große *Gefahr* und eine große *Chance* dar.

Die Gefahr besteht darin, dass alle unsere Körpersysteme und Fähigkeiten bei fehlender Benutzung automatisch abgebaut werden (= Readaptation). Dies gilt für unser Gehirn, unsere Sexualität und unsere psychischen Fähigkeiten, z. B. Sozialkontakte zu pflegen, ebenso wie für unser Herz-Kreislauf-System, unsere Muskeln und Knochen. Die Muskeln schwinden und verlieren bei ungenügender Beanspruchung an Spannung und Kraft; das nicht geforderte Herz schrumpft und ist nur noch für minimale Belastungen wie Sitzen, Autofahren und Liegen gerüstet. Die vielen Kalorien des reichlichen Essens werden nicht mehr verbrannt, sondern als zusätzliches Fett gespeichert. Durch Übergewicht, Muskel- und Herz-Kreislauf-Schwäche gerät der Organismus völlig außer Form. Beschwerden an den überlasteten und durch die schwache Muskulatur nicht ausreichend gestützten Gelenken folgen.

Die Chance der biologischen Anpassung liegt darin, die fast unbegrenzte Anpassungsfähigkeit des Organismus zu unseren Gunsten ausnützen zu können. Die Leistungsextremisten in allen Lebensbereichen, Wissenschaftler, Gedächtnisakrobaten und Hochleistungssportler, beweisen uns, dass, bei konsequenter und optimaler Ausnutzung der Adaptationsfähigkeit des Menschen, immer neue Höchstleistungen, d. h. immer weiter gehende Adaptationen möglich sind. Nutzen auch Sie die geniale Anpassungsfähigkeit des menschlichen Organismus zu Ihrem Vorteil, indem Sie alle Fähigkeiten lebenslang benutzen, sie dadurch fördern und somit eine hohe Funktionalität Ihres gesamten Organismus erreichen und erhalten. Dies ist sehr wohl ein schwieriger, weil lebenslanger Prozess, der viel Verstand, Konsequenz und dauerhaften Einsatz verlangt.

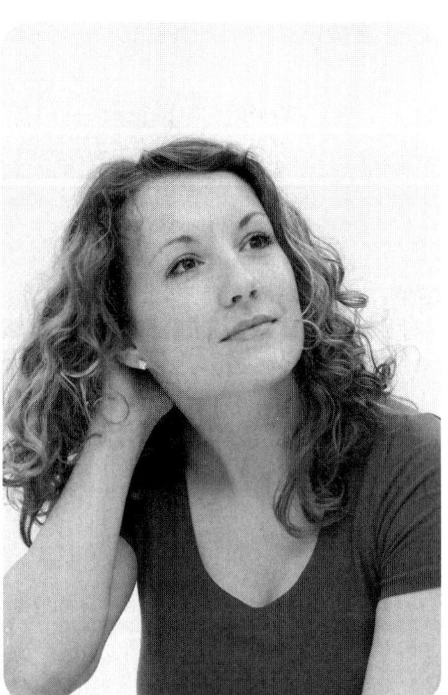

Wägen Sie die Argumente pro und kontra einen gesundheits- und fitnessorientierten Lebensstils ab. Betrachten Sie die Chancen und die Gefahren einer Nutzung oder Vernachlässigung Ihrer biologischen Anpassungsfähigkeit. Überdenken Sie die Konsequenzen Ihrer Entscheidung für Ihre Gesundheit und Ihre Lebensqualität – use it or loose it – und dann wählen Sie!

Fit und schlank oder fett und schlapp

Die Risikofaktoren sind wie in einer Kette miteinander verbunden. Die verhängnisvolle Wirkungskette lautet: falsche Ernährung, Bewegungsmangel, Übergewicht, Bluthochdruck, erhöhte Fettwerte im Blut, Arteriosklerose, Zuckerkrankheit, Überlastung der Gelenke ... Die meisten dieser schwer wiegenden Zivilisationserkrankungen sind zum Teil durch Unfitness und Übergewicht hervorgerufen oder werden dadurch gravierend verschlechtert. In der deutschen Bevölkerung wird Fettleibigkeit häufig verharmlost. Eine übergewichtige Person gilt als «stattlich», und der dicke Bauch eines Mannes wird als «Kavaliersdelikt» akzeptiert.

Die beste Lösung dieses Problems besteht darin, die negative Wirkungskette durch eine positive zu ersetzen. Diese lautet: weniger essen, gesunde Nahrungsmittel bevorzugen und vor allem regelmäßiges Fitness-Training. Dabei kommen dem Kraft- und Ausdauertraining sowie der Ernährungsumstellung besondere Bedeutung zu.

Es besteht ein enger Zusammenhang zwischen dem Körpergewicht, dem Körperfettanteil und der Ernährung. Dieser Zusammenhang drückt sich in der kalorischen Gleichung aus:

- ➜ Das Körpergewicht nimmt zu, wenn die Kalorienaufnahme größer ist als der Kalorienverbrauch
- ➜ Das Körpergewicht bleibt gleich, wenn sich die Kalorienaufnahme und der Kalorienverbrauch die Waage halten.
- ➜ Das Körpergewicht nimmt ab, wenn die Kalorienaufnahme geringer ist als der Kalorienverbrauch.

Neben der kalorischen Gleichung haben auch die Qualität und die Art der Kalorien Einfluss auf das Körpergewicht.

Der zweite Schlüssel zum Erfolg ist ein systematisches und konsequentes Muskeltraining. Dadurch können Sie Ihren Körper nach Wunsch formen, schlaffe Körperpartien straffen und eckige Formen harmonisch runden. Die kräftige Muskulatur schützt und entlastet Ihre Gelenke, Knie-, Hüft- und Kreuzschmerzen werden vermieden oder beseitigt.

Muskeln sind die effektivsten «Fatburner». Im Gegensatz zu Fettgewebe sind Muskeln sehr stoffwechselaktiv. Sie sorgen für einen hohen Grundumsatz und verbrauchen deshalb 24 Stunden lang Kalorien, auch im Schlaf, im Sitzen und bei der täglichen Arbeit.

Lassen Sie es nicht zu, dass sich Ihr Körper durch chronische Unterforderung zu einem schlaffen, übergewichtigen und leistungsschwachen Zerrbild zurückentwickelt. Fordern Sie Ihren Organismus und zwingen Sie ihn durch ein angemessenes Training zu positiven Anpassungserscheinungen für Ihre Gesundheit, Ihre Attraktivität und Ihre Lebensfreude. Regelmäßiges maxxF-Training bewirkt, dass die Muskelmasse zunimmt, die unerwünschten Fettpolster schwinden und sich Ihr Körper wunschgemäß umstrukturiert.

Bis ins hohe Alter fit oder bereits alt in jungen Jahren

Die Gegensätze sind krass: auf der einen Seite die steigende Anzahl vitaler, alter Menschen, die uns auf Skipisten, bei Volksläufen, beim Segeln und Tennisspielen mit ihrer erstaunlichen Leistungsfähigkeit überraschen. Auf der anderen Seite viele 30- bis 40-Jährige, die übergewichtig und träge ihren Bluthochdruck mit Medikamenten dämpfen und nicht mehr in der Lage sind, mit ihren Kindern Fußball zu spielen oder einen Berg zu besteigen. Wir wissen heute mit Sicherheit, dass frühzeitiger Leistungsabfall vor allem auf eine ungesunde Lebensweise zurückzuführen ist und nicht auf altersbedingte Verfallserscheinungen. Untätigkeit, Schonung und das Vermeiden jeder Anstrengung beschleunigen den geistigen und körperlichen Verfall entscheidend. Die Aussage «Sport ist für die Jugend da, im Alter ist Schonung angebracht» und die fatalistische Haltung «Das kann ich nicht, dafür bin ich zu alt» sind grundfalsch. Legen Sie sich nicht freiwillig lebenslang «in Gips». Untätigkeit und chronische Unterforderung sind Gift für alle Altersstufen. Angemessene geistige und

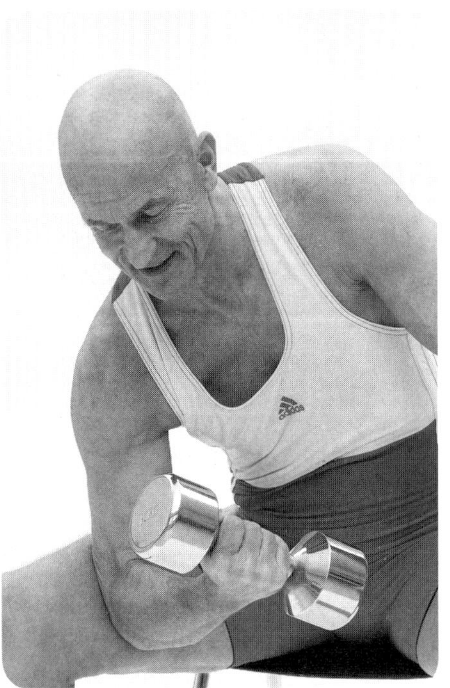

körperliche Belastungen bis ans Lebensende sind der beste Jungbrunnen. Da die Anpassungsfähigkeit des Organismus lebenslang erhalten bleibt, können auch Späteinsteiger noch erstaunliche Erfolge erzielen. Durch regelmäßiges maxxF-Training erhalten Sie sich Ihre Leistungsfähigkeit, sichern Sie sich Ihre Spannkraft bis ins hohe Alter und können ein langes Leben ohne Einschränkungen genießen.

Gut informiert oder unwissend und voller Vorurteile

Der Kenntnisstand vieler Menschen über Gesundheit und Fitness ist in vielen Fällen sehr gering. Nachfolgend wollen wir häufig genannten Vorurteilen die Fakten gegenüberstellen. Prüfen Sie Ihren Kenntnisstand, indem Sie die folgenden Aussagen selbst bestätigen oder verneinen, bevor Sie die Kommentare lesen.

«Je dicker der Bizeps, desto kleiner das Gehirn. Krafttraining ist etwas für hirnlose, geltungssüchtige Muskelprotze»

Nein! Regelmäßiges, korrektes Muskeltraining bietet für jedermann unbezahlbare Vorteile: Ein festes Muskelkorsett ist der effektivste Schutz der Gelenke. Bei drohenden Beschwerden hilft präventives Muskeltraining, und nach Verletzungen baut rehabilitatives Training die Muskulatur wieder auf. Mit maxxF können Sie alle diese Ziele optimal erreichen.

«Krafttraining ist unweiblich, unschöne Muskelpakete sind die Folge»

Nein, im Gegenteil! Nur durch gezieltes Muskeltraining sind Straffheit und Figurformung zu erreichen. Für Frauen gilt fast immer der Satz: Zu wenig Krafttraining schadet der Figur, nicht etwa zu viel! Die Mehrzahl aller Frauen kann aufgrund ihrer Hormone auch bei intensivem Muskeltraining nur einen mäßigen Muskelzuwachs erreichen. Zusätzlich trägt eine kräftige Muskulatur auch zum Schlankwerden bei, da Muskeln mehr Kalorien verbrauchen als Fett.

«Krafttraining allein ist ausreichend für eine komplette Fitness»

Nein! Für die Leistungsfähigkeit von Herz und Kreislauf ist Muskeltraining keine optimale körperliche Aktivität. maxxF sollte daher durch eine Ausdauersportart Ihrer Wahl wie Joggen, Nordic Walking, Radfahren, Skilanglauf, Schwimmen oder durch Ausdauertraining an Kardio-Geräten ergänzt werden.

«Bei Rücken-, Knie-, Hüft- und Schulterbeschwerden kein Training!»

Dies ist nicht immer richtig! Häufig sind gerade der Bewegungsmangel, die zu schwache und einseitig ausgebildete Muskulatur, alte Verletzungen und das fehlende Training die Ursache für die Beschwerden. maxxF ist dagegen die beste Therapie. Bei akuten Verletzungen und manchen Beschwerden ist ein Training dagegen möglicherweise nicht angebracht. Hören Sie in Ihren Körper hinein, werden Sie Experte für Ihren Organismus und nutzen Sie die gesundheitsfördernde Wirkung eines regelmäßigen maxxF-Trainings. Fragen Sie in Zweifelsfällen Ihren Arzt.

«Je mehr Training, desto besser!»

Das ist nur bedingt richtig! Das wichtigste Trainingsprinzip ist die Regelmäßigkeit. 2 mal 30 Minuten maxxF pro Woche sind im Verhältnis von Aufwand und Ertrag optimal. Trainingsbesessenheit und übertriebener Ehrgeiz bergen die Gefahr von Verschleißerscheinungen, Verletzungen und nachlassender Freude am Training. Ausreichende Erholungsphasen sind Teil eines sinnvollen Trainings.

Die meisten Menschen trainieren jedoch zu wenig und nicht zu viel!

«Diät – der einzige Weg zur Schlankheit»

Nein! Es ist zwar richtig, dass derjenige, der weniger Kalorien aufnimmt, als er verbraucht, zunächst abnimmt. Allerdings können diese Anfangserfolge meist nicht gehalten werden. Das ursprüngliche Körpergewicht wird in über 90 Prozent aller Fälle wieder erreicht. Der richtige Weg ist eine Erhöhung des Kalorienverbrauchs und eine Aktivierung des Stoffwechsels durch ein konsequentes, langfristiges Krafttraining sowie eine Reduzierung der Kalorienaufnahme durch eine quantitative und eine qualitative Ernährungsumstellung.

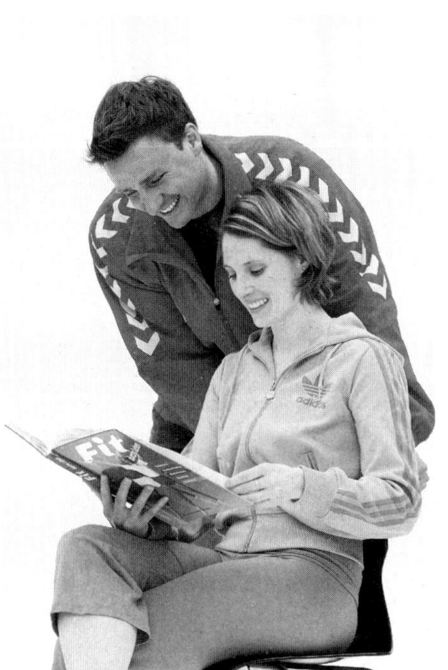

«Training ist langweilig!»

Ja und nein! Wer Training «von außen» sieht, kann es als Schinderei und langweilige Arbeit ansehen, die widerwillig und allenfalls pflichtbewusst absolviert wird.

Insider dagegen erleben die Freude am Training, die verbesserte Stimmung unmittelbar danach und die positiven Auswirkungen sowie die verbesserte Lebensqualität. Bei dieser starken inneren Motivationsquelle hat Langeweile niemals eine Chance.

Erfolgreich in Beruf und Freizeit oder Keine Zeit für Körper, Freunde und Leben

Natürlich sind Sie beschäftigt, natürlich haben Sie es eilig! An Ihrem Arbeitsplatz oder in Ihrem Haushalt geht es so hektisch zu wie in einem Taubenschlag. Es scheint Ihnen zu diesem Zeitpunkt unmöglich, regelmäßiges Fitness-Training in Ihren Wochenplan aufzunehmen. Zu viele «zwingende» Gründe sprechen dagegen. Allenfalls sind Sie bereit, das Fitness-Programm später anzufangen, wenn es etwas ruhiger geworden ist.

Diese Haltung führt in eine Sackgasse, zu verminderter Leistungsfähigkeit, Stress, vorzeitigem Altern und Risikoerkrankungen. Keine Zeit für das Training zu haben bedeutet, sich keine Zeit für seinen Körper, seine Freunde, für sich selbst zu nehmen. Gesundheit lässt sich nicht vom Rest des Lebens abkoppeln. Körper und Geist arbeiten als Team. Wenn ein Partner vernachlässigt wird, leidet die Gesamtleistung des Teams. Wenn Sie heute intensiv trainieren, werden Sie morgen die Kraft und Vitalität haben, sich um alles und alle zu kümmern. Für eine große Anzahl hoch beschäftigter und erfolgreicher Menschen ist es selbstverständlich, ihre Kraft aus regelmäßigem

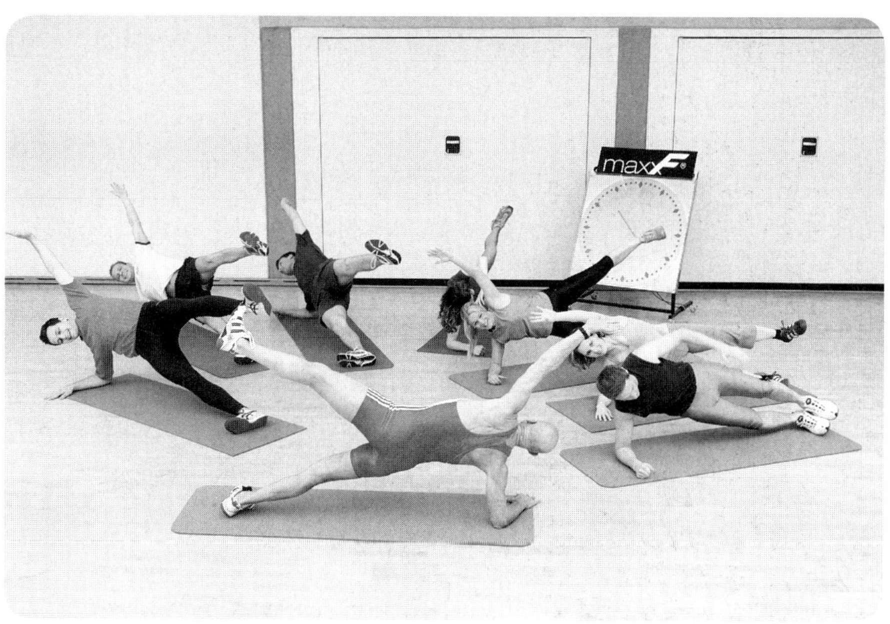

Training zu schöpfen. Machen auch Sie körperliche Aktivität zu einer Lebensgewohnheit, entscheiden Sie sich für Ihre Gesundheit, für lebenslange Leistungsfähigkeit und für Ihr Leben – Sie haben nur eins.

Verbesserung von Lebensqualität und Arbeitsleistung oder das Gegenteil

Am meisten von regelmäßigem gesundheitsorientiertem Fitness-Training profitiert jeder Einzelne, der dadurch einen wesentlichen Beitrag zu seiner Gesundheit, Leistungsfähigkeit und Zufriedenheit leistet und dadurch seine Lebensqualität nachhaltig verbessert.

Jedoch auch die Arbeitgeber profitieren von der Fitness ihrer Mitarbeiter. Zahlreiche wissenschaftliche Untersuchungen belegen, dass Arbeitnehmer, die ein regelmäßiges Fitness-Training durchführen, im Vergleich zu Fitness-Muffeln weniger Fehlzeiten aufweisen, eine höhere Produktivität haben und das Betriebsklima positiv beeinflussen.

Falls dieses durch Fitness-Training entstehende Win-win-Geschäft in großem Stil umgesetzt würde, könnten sich die Gesundheitsausgaben des Einzelnen, des Betriebs und des staatlichen Gesundheitswesens drastisch reduzieren. Deshalb gilt:

Arbeitnehmer aufgepasst! Durch regelmäßiges Fitness-Training verbessern Sie Ihre Gesundheit, senken Ihre Gesundheitsausgaben, erhöhen Ihre Lebensqualität und nebenbei auch noch Ihre Arbeitsleistung.

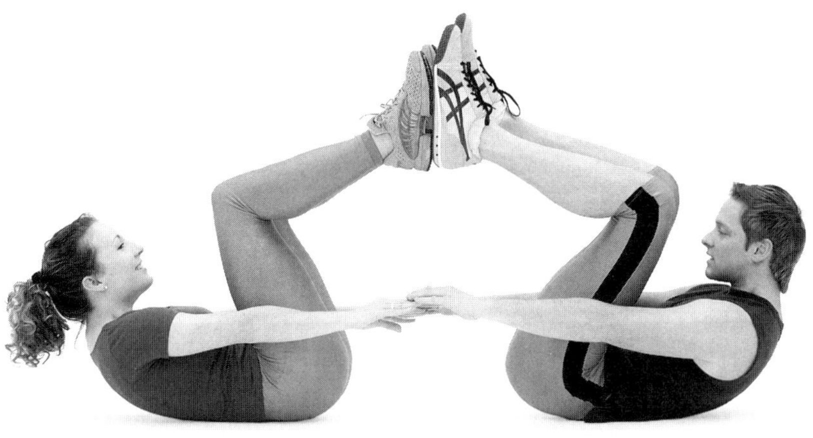

Arbeitgeber aufgepasst! Die Bereitschaft eines jeden Bewerbers, ein regelmäßiges Fitness-Training zu absolvieren, sollte ein wesentlicher Gesichtspunkt bei der Einstellung von Arbeitnehmern sein. Fordern Sie deshalb schon bei der Einstellung von jedem zukünftigen Mitarbeiter, eine gute Fitness mitzubringen und die Bereitschaft, sich weiterhin fit zu halten.

Das kurze und hocheffektive maxxF-Programm ist dafür optimal geeignet.

Fitness-Lebensstil oder Gesundheitsrisiko

Die Chancen und die Gefahren des «use it or loose it»-Prinzips werden in der folgenden Übersicht plakativ gegenüber gestellt.

Prüfen Sie, welche der genannten Faktoren der beiden Spalten bei selbstkritischer Betrachtung auf Sie zutreffen. Wenn Sie die Mehrzahl der positiven Gesundheitsfaktoren erfüllen, haben Sie die Erfolge regelmäßigen Fitness-Trainings und einer gesunden Ernährung längst am eigenen Körper erfahren und werden diesen Lebensstil sicher lebenslang beibehalten. Gesunde Ernährung und regelmäßige Bewegung sind dabei die kostenlosen Breitbandmedikamente und das Allheilmittel, die alle weiteren Gesundheitsfaktoren positiv beeinflussen.

Falls die größere Anzahl der gesundheitsbedrohenden Risikofaktoren für Sie Gültigkeit hat, sollten Sie den negativen Kreislauf durchbrechen und mit der Umstellung Ihrer Ernährung und gesundheitsorientiertem Fitness-Training beginnen.

Für die meisten von uns werden sowohl einige Punkte der negativen als auch einige der positiven Seite zutreffend sein. Es muss das Ziel jedes Einzelnen sein, die Zahl und die Intensität der Negativfaktoren einzuschränken und durch positive Verhaltensmuster zu ersetzen. Diese Wahl sollte Ihnen nicht schwer fallen.

Die negativen Verstärker der Gesundheitsrisikofaktoren	Die positiven Verstärker des Gesundheits- und Fitness-Lebensstils
Verhaltensabhängige Faktoren, die wir selbst beeinflussen können	
Bewegungsmangel, Inaktivität, mangelnde Nutzung aller unserer Fähigkeiten und Körpersysteme	Regelmäßiges lebenslanges Kraft- (z. B. maxxF), Ausdauer-, Beweglichkeits-, Koordinationstraining,
Fehlernährung, Mangelernährung, Essstörungen, Überernährung	Gesunde, ausgewogene Ernährung
Übergewicht, Figurprobleme, zu hoher Körperfettanteil	Idealgewicht, attraktive Figur, optimaler Körperfettwert
Rauchen, Alkohol, Medikamenten-, Drogenmissbrauch	Verzicht auf Rauchen und Drogen, Einschränkung von Alkohol und Medikamenten
Unwissenheit, Vorurteile, keine eigenen Erfahrungen mit Fitness-Training	Gute Kenntnisse und eigene Erfahrungen mit Fitness-Training, immer auf dem neuesten Informationsstand
Verringerung und Vernachlässigung der Sozialkontakte, keine Zeit für Freunde und Verwandte	Aufbau, Pflege und regelmäßige Nutzung der Sozialkontakte bis ins hohe Alter
Mangelnder Wille, fehlende Beharrlichkeit, vermeintlich «keine Zeit»	Konsequentes Time-Management, Fitness ist ein unverzichtbarer Teil des Lebensstils
Überforderung, Stress	Regelmäßige Entspannung, Gelassenheit, Ruhe
Zwangsläufige Folgen unseres Verhaltens und unseres Lebensstils	
Erhöhtes Risiko für Herz-Kreislauf-Erkrankungen: Bluthochdruck, Arteriosklerose, Herzinfarkt, Schlaganfall	Lebenslang ein leistungsfähiges Herz-Kreislauf-System, Vermeiden der Herz-Kreislauf-Erkrankungen
Beschwerden am Bewegungsapparat, Rücken-, Schulter-, Nacken-, Hüft-, Kniebeschwerden	Vorbeugen von Beschwerden, Reduzierung der Beschwerden am Bewegungsapparat, vollständiges Vermeiden von Beschwerden,
Erhöhtes Verletzungsrisiko, stärkere Krankheitsanfälligkeit, Osteoporose, Inkontinenzrisiko, geschwächtes Immunsystem	Reduziertes Verletzungs- und Krankheits-, Osteoporose-, Inkontinenzrisiko, starkes Immunsystem

Abnahme von Selbstvertrauen, Selbstwertgefühl; Zunahme von Resignation, Frustration, Angst, Depression	Zunahme und Erhalt von Selbstvertrauen, Selbstwertgefühl; Abbau und Vermeiden von Frustration, Ängsten, Depression
Verminderung der körperlichen und geistigen Leistungsfähigkeit	Steigerung und Erhalt der körperlichen und geistigen Leistungsfähigkeit
Nachlassende sexuelle Funktions- und Leistungsfähigkeit	Regelmäßige und befriedigende sexuelle Betätigung ohne Einschränkungen
Beschleunigung des Altersverfalls; sich «alt» fühlen und sich «alt» verhalten	Vermeiden, Verzögern und Abschwächen eines frühzeitigen Altersverfalls; sich «jung» fühlen und «jung» verhalten
Nachlassende Vitalität und Spannkraft	Sich vital und leistungsfähig fühlen und verhalten
Verschlechterung der Lebensqualität und der Lebensfreude	Verbesserung der Lebensqualität, der Lebensfreude und des Wohlbefindens

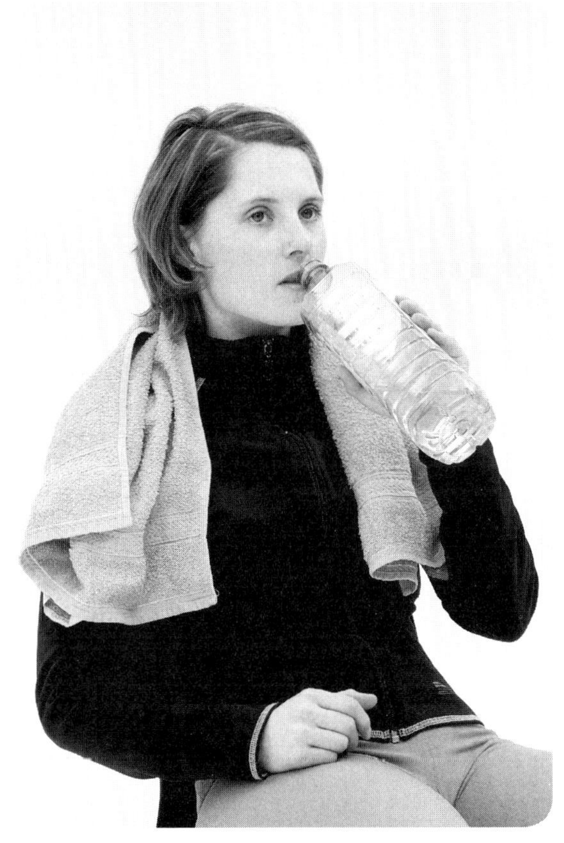

Das müssen Sie über maxxF-Training wissen

Kleines Lexikon der Begriffe

Die Kenntnis einiger Fachausdrücke des Krafttrainings erleichtert Ihnen das Verständnis des maxxF-Programms.

➜ **Übung:** Das maxxF-Programm enthält für alle wichtigen Muskelgruppen des Körpers jeweils eine oder mehrere Übungen. Bauch, Taille, Rücken, Brust, Schultern, Arme und Beine werden von den Übungen optimal trainiert. Als Widerstand dient bei den maxxF-Übungen ausschließlich das eigene Körpergewicht bzw. die eigene Muskelkraft.

➜ **Übungsvariante:** Die maxxF-Übungen werden alle in mehreren Varianten von unterschiedlicher Intensität angeboten, sodass sowohl leistungsschwächere als auch sehr gut trainierte Personen die für sie angemessene Übungsvariante finden.

➜ **Korrekte Übungsausführung:** Die Bewegungsausführung soll beim Heben und Senken des Körpers bzw. Körperteils langsam bis zügig und kontrolliert erfolgen. Schnellkräftige, ruckartige und schwunghafte Bewegungen sollten vermieden werden.

➜ **Komplette Bewegungsamplitude:** Die Übung wird mit vollständiger Bewegungsamplitude, von der Streckung bis zur maximalen Beugung des Gelenks, durchgeführt. Diese Art der Bewegungsausführung ist bei maxxF eher die Ausnahme.

➜ **Teilbewegungen:** Jede komplette Bewegungsamplitude weist Abschnitte mit höherer und geringerer Muskelspannung auf. Es ist ein besonderer Vorteil von maxxF-Übungen, dass meistens die Bewegungsabschnitte mit geringerer Spannung vermieden werden und lediglich verkürzte Bewegungen (= Teilbewegungen) mit höherer Muskelspannung und damit größerer Effektivität durchgeführt werden.

➜ **Endkontraktionen:** In wissenschaftlichen Untersuchungen haben wir herausgefunden, dass die höchsten Muskelspannungen und damit die höchste Trainingseffektivität bei maximaler Verkürzung des Muskels (= Endkontraktion) auftreten. Viele der maxxF-Übungen werden vorwiegend mit Endkontraktionen ausgeführt. Dies ist ein wesentlicher Grund für die außergewöhnliche Effektivität des maxxF-Programms.

- **Wiederholung:** Ein einzelner, gesamter Bewegungsablauf einer Übung. Ein kompletter Liegestütz entspricht z. B. einer Wiederholung.
- **Satz:** Eine Folge von Wiederholungen, die ohne Pause nacheinander ausgeführt werden. Beim maxxF-Training wird im Gegensatz zum herkömmlichen Krafttraining nicht eine vorher festgelegte Anzahl an Wiederholungen durchgeführt, sondern der Satz ist durch eine Zeitvorgabe, z. B. 30, 45 oder 60 Sekunden, begrenzt.

Drei Arten der Muskelarbeit	
Überwindende, positive, konzentrische Muskelarbeit	Der Teil der Bewegung, bei dem sich der Muskel verkürzt, ist die Phase der konzentrischen Muskelkontraktion. 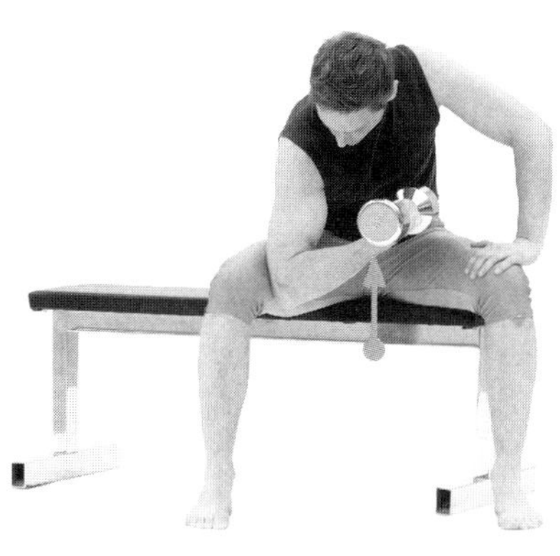

<table>
<tr>
<td>Nachgebende, negative, exzentrische Muskelarbeit</td>
<td>Der Teil der Bewegung, bei dem der Muskel das Gewicht bremst und sich dabei verlängert, wird als exzentrische Muskelkontraktion bezeichnet. Dabei kann der Muskel eine größere Kraft entwickeln als bei überwindender, positiver Muskelarbeit. Bei maxxF-Übungen wird dieser Vorteil mehrfach genutzt, indem der Widerstand im nachgebenden Teil der Bewegung erhöht und damit eine größere Trainingseffektivität erreicht wird (vgl. Übungen 12 und 13, S. 129 – 137).

Bizeps-Curl gegen den Beinwiderstand

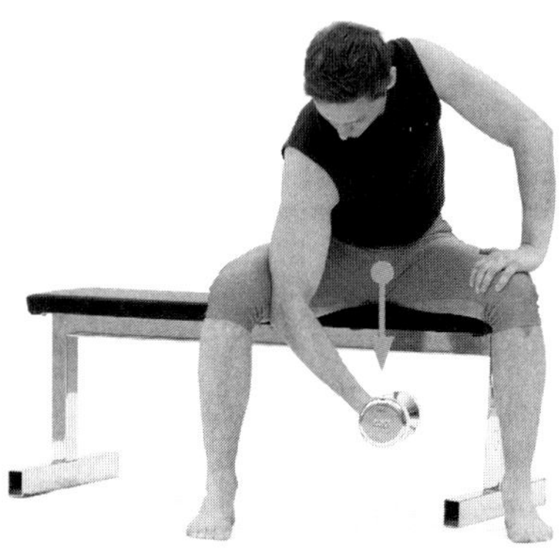</td>
</tr>
<tr>
<td>Haltende, statische, isometrische Muskelarbeit</td>
<td>Die Muskellänge bleibt bei der isometrischen Muskelkontraktion unverändert. Dennoch können bei Haltearbeit ebenfalls größere Muskelspannungen erzielt werden als bei überwindender, positiver Muskelarbeit.

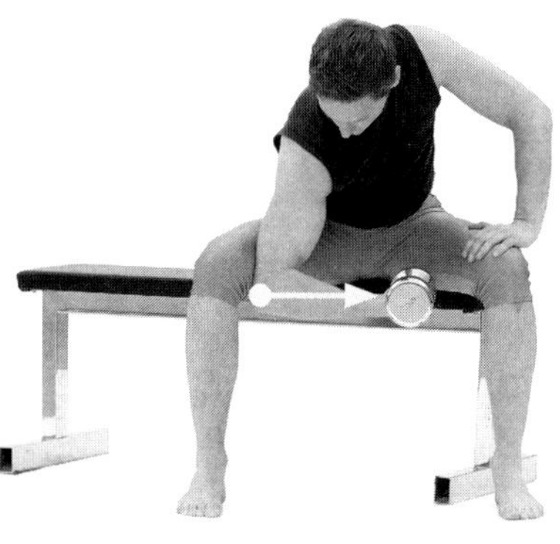</td>
</tr>
</table>

Die maxxF-Trainingsmethode

Der Trainingserfolg hängt neben der Auswahl der besten Übungen vor allem von der richtigen Trainingsmethode ab. Die Beantwortung der Fragen «Wie intensiv?», «Wie lange pro Satz und wie viele Sätze?», «Wie oft pro Woche?» gibt Auskunft über die gewählte Trainingsmethode.

Wie intensiv?

Welche maxxF-Übungsvariante?

→ Die schwerste Variante, die technisch korrekt bewältigt werden kann.

Welche Körpergröße, welches Körpergewicht?

→ Große und schwere Personen müssen größere Widerstände bewegen.

Wie viel eigener Muskelwiderstand?

→ Nutzen Sie die maximale eigene Gegenkraft für optimale Effektivität.

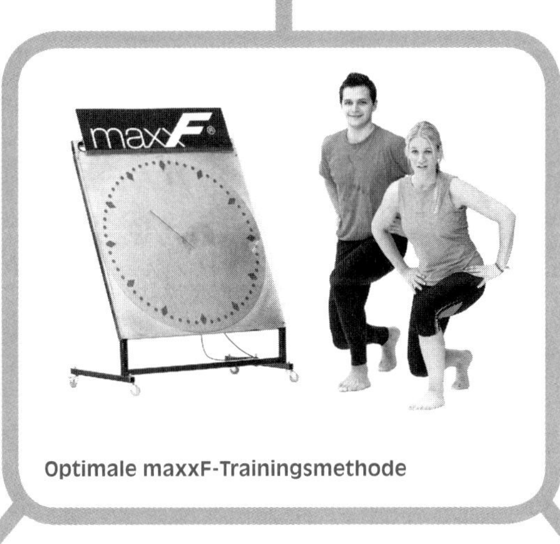

Optimale maxxF-Trainingsmethode

Welche Belastungsdauer pro Satz?

→ 30, 45 oder 60 Sekunden pro Satz.

Wie viele Sätze pro Übung?

→ 1 Satz pro Übung (nur bei speziellen Programmen mehrere Sätze pro Übung).

Wie oft pro Woche?

→ 1-mal, 2-mal oder 3-mal pro Woche.

Wie intensiv?

Die Intensität jeder maxxF-Übung hängt von Ihrem Körpergewicht, Ihrer Körpergröße, Ihrer eigenen Muskelkraft, die Sie als Widerstand einsetzen, von der gewählten Übungsvariante (leicht, mittel, schwer), von Ihrer Leistungsfähigkeit und Ihrer Anstrengungsbereitschaft ab. Dies bedeutet, dass Sie selbst entscheiden, ob Sie moderat, mittelintensiv oder hochintensiv trainieren wollen.

Die maxxF-Trainingsmethode ist derart perfektioniert, dass Sie nahezu alle intensitäts- und effektivitätsoptimierenden Faktoren ausnutzt:

- Reduzierung des Widerstands bei zunehmender Muskelermüdung im Verlauf eines Trainingssatzes durch einen fließenden Übergang von der schweren Übungsvariante zur mittleren und schließlich zur leichten. Dieses Vorgehen entspricht den Bodybuilding-Prinzipien der «forced repetitions» und des «bombing and blitzing». Diese etwas martialisch klingenden Begriffe drücken die hohe Intensität auch bei zunehmender Muskelermüdung sehr drastisch aus.
- Teilbewegungen, Endkontraktionen und zusätzliche isometrische Muskelspannung erhöhen die Intensität jeder Übung erheblich. Diese Erkenntnis ist in zahlreichen unserer wissenschaftlichen Untersuchungen gewonnen worden.
- Ausnutzen der größten Kraft des Muskels bei nachgebender, negativer Muskelarbeit. Bei mehreren maxxF-Übungen (Bizeps-Curl gegen den Beinwiderstand, Armseitheben gegen den Armwiderstand) erhöhen die supramaximalen Widerstände (über 100 %), die durch die Muskelkraft eines Beines erzeugt werden, die Intensität und die Effektivität der Übung erheblich.

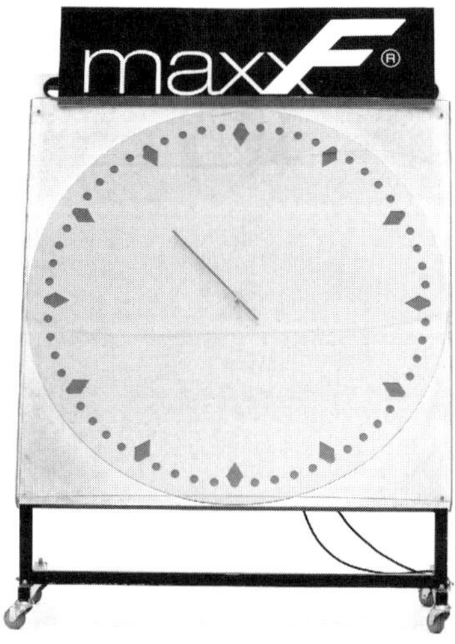

Welche Belastungsdauer pro Satz, wie viele Sätze pro Übung?

In den maxxF-Programmen wird jede Übung 30 oder 45 oder 60 Sekunden ausgeführt. Es werden keine Wiederholungen gezählt, sondern es wird die Übungsdauer in Sekunden festgelegt. In eigenen Untersuchungen konnten wir nachweisen, dass 12 Wiederholungen ca. 30 Sekunden dauern. Eine maxxF-Trainingszeit pro Übung von 30 Sekunden entspricht ca. 12 Wiederholungen, 45 Sekunden entsprechen ca. 18 Wiederholungen und 60 Sekunden ca. 24 Wiederholungen. Benutzen Sie eine Uhr mit Sekundenangabe, am besten eine große, für alle Übenden sichtbare Uhr mit Sekundenzeiger.

Grundsätzlich unterscheidet man zwischen einem Einsatztraining, bei dem pro Muskelgruppe nur ein Trainingssatz (Serie) durchgeführt wird, und einem Mehrsatztraining, bei dem pro Muskelgruppe zwei bis fünf oder mehr Sätze durchgeführt werden.

Die maxxF-Programme favorisieren das Einsatztraining. Deshalb nimmt das Training auch nur ca. 30 Minuten in Anspruch; die maxxF-Kurzprogramme sind sogar noch schneller zu bewältigen. Dennoch sind alle maxxF-Programme hocheffektiv.

Am Institut für Sportwissenschaften der Universität Bayreuth konnten wir im Rahmen mehrerer Studien mit über 300 Probanden neue Erkenntnisse über die Effektivität von Einsatz- und Mehrsatztraining gewinnen: Als Beispiel stellen wir hier den Vergleich eines Einsatz- und Dreisatztrainings bei der Übung Beinpressen nach fünf Monaten Training vor (zwei Zwischentests nach der 6. und 13. Trainingswoche und eine achtwöchige Trainingspause nach den Abschlusstests).

Prozentuale Veränderung der Kraftausdauerleistung bei der Übung Beinpressen beim Einsatz- und Dreisatztraining, Training zweimal pro Woche, während eines fünfmonatigen Krafttrainings und nach einer achtwöchigen Trainingspause (n = 180)

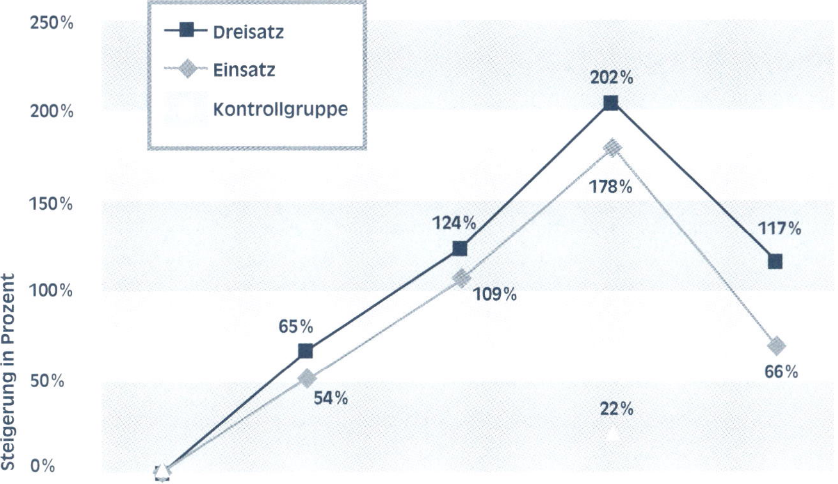

Die Graphik zeigt die Ergebnisse von 150 Probanden. Der Kraftzuwachs der Einsatztrainingsgruppe betrug in der Kraftausdauer nach 22 Trainingswochen durchschnittlich 178 %. Die Ergebnisse zeigen, dass ein Einsatzkrafttraining, zweimal pro Woche ausgeführt, bei Einsteigern und wenig Fortgeschrittenen zumindest in den ersten fünf Monaten sehr gute und kontinuierliche Fortschritte bewirkt. Das Dreisatztraining führte zu einem etwas größeren Kraftzuwachs von durchschnittlich 202 %. Für wenig leistungsambitionierte Personen ist der Leistungsgewinn eines Einsatztrainings unter Berücksichtigung des geringen Aufwands (zweimal einen Satz pro Woche) und des sehr guten Erfolgs (sehr gute Kraftsteigerung) ausgezeichnet. Fortgeschrittene werden den Mehraufwand für ein Mehrsatztraining nicht scheuen, um einen höheren Trainingserfolg zu erzielen. Während einer achtwöchigen Trainingspause schwindet der erarbeitete Kraft gewaltig. Die überragende Bedeutung eines kontinuierlichen Trainings ohne längere Unterbrechungen wird damit unterstrichen.

Wie oft pro Woche?

Der oft geäußerte Trainingsgrundsatz «Einmal ist keinmal» ist falsch, wenn das Training regelmäßig einmal pro Woche durchgeführt wird. Unsere Untersuchungen haben gezeigt, dass bereits ein einmal pro Woche durchgeführtes Einsatztraining bei Untrainierten zu deutlichen Kraftzuwächsen führt. Ein zweimal wöchentlich absolviertes Einsatztraining pro Muskelgruppe bewirkt allerdings wesentlich größere Kraftsteigerungen, während ein dreimaliges Einsatztraining pro Woche nur geringfügig bessere Ergebnisse ergab als ein zweimaliges Training. Unter Berücksichtigung von Aufwand und Erfolg ist für einen Nichtleistungssportler ein zweimaliges maxxF-Training pro Woche sehr zu empfehlen. Wer jedoch nur einmal pro Woche die Zeit für maxxF findet, braucht kein schlechtes Gewissen zu haben; auch er erzielt noch Leistungsfortschritte.

Testen Sie Ihre maxxF-Fortschritte

Erfolge motivieren jeden Menschen am meisten. Deshalb ist es sinnvoll, dass Sie sich selbst für ein regelmäßiges maxxF-Training belohnen und für ein weiteres Dabeibleiben motivieren, indem Sie die Effekte des Trainings in regelmäßigen Abständen von etwa 2 bis 3 Monaten mit Hilfe einfacher Tests überprüfen. Die Testergebnisse objektivieren und quantifizieren (= in Zahlen ausdrücken) Ihre Trainingserfolge. Dabei ist es nur ein Nebeneffekt der Tests, sich mit anderen vergleichen zu können. Entscheidend ist vielmehr der Vergleich mit sich selbst, das Feststellen Ihrer eigenen Veränderungen und Leistungsfortschritte im Vergleich zum Trainingsbeginn oder im Vergleich zum letzten Test vor 3 Monaten. Die Tests helfen Ihnen, das Erreichen Ihrer Ziele zu überprüfen und folgende Fragen zu beantworten:

- Habe ich es geschafft, regelmäßig ein- bis zweimal pro Woche maxxF durchzuführen?
- Hat sich meine messbare Leistungsfähigkeit in den maxxF-Übungen «Beine heben in Rückenlage (Bauchmuskulatur), «Liegestütz» (Brust-, Arm-, Schultermuskulatur) und «Einbeinkniebeuge» (Gesäßmuskulatur und Muskulatur der Oberschenkelvorderseite) verbessert?
- Ist eine positive Körperformung messbar und sichtbar?
- Hat sich meine Körperzusammensetzung (Fettmasse im Vergleich zur fettfreien Körpermasse) positiv verändert?
- Habe ich subjektiv das Gefühl, dass sich meine körperliche Leistungsfähigkeit und mein Wohlbefinden verbessert haben?

Wie regelmäßig haben Sie trainiert?

Der entscheidende Faktor für das Erreichen Ihrer Trainingsziele ist die Regelmäßigkeit des Trainings, und dies am besten lebenslang. Einmal pro Woche maxxF ist ein Muss, zweimal sehr gut, drei- bis viermal für die ganz Begeisterten möglich, mehr als viermal ist wenig sinnvoll und eine nicht empfehlenswerte Trainingsbesessenheit.

Da Krafttraining das Herz-Kreislauf-System nicht optimal trainiert, sollten Sie mindestens ein- bis zweimal pro Woche ergänzend ein Ausdauertraining absolvieren.

Der Test für die Überprüfung der Regelmäßigkeit und Häufigkeit Ihres Trainings ist kinderleicht. Sie schreiben in Ihren Termin- oder Taschenkalender immer an dem Tag, an dem Sie trainiert haben, eine Kurzbezeichnung für den absolvierten Trainingsinhalt. Für das absolvierte maxxF-Training schreiben Sie «maxxF», für eine Ausdauereinheit von 30 Minuten Dauer «A30». Nach jedem Monat zählen Sie die Anzahl der absolvierten kraft- und ausdauerorientierten Trainingseinheiten. Wenn Sie regelmäßig zweimal pro Woche das maxxF-Programm absolviert haben, haben Sie die Idealsumme von 4 x 2 = 8 Trainingseinheiten erreicht. Damit haben Sie die Voraussetzung für das Erreichen aller anderen Ziele geschaffen und die schwierigste Aufgabe erfüllt, nämlich die Prioritätensetzung und das Time-Management für höhere Lebensqualität.

Sind Sie kräftiger geworden?

Muskeln sind die Motoren unseres Körpers, ohne die «nichts läuft». Sie halten unsere Figur im wahrsten Sinne des Wortes «in Form», schützen Wirbelsäule und Gelenke, erleichtern uns den Alltag und ermöglichen uns sportliche Betätigung.

Testen Sie, ob Sie Ihre Muskeln mit maxxF regelmäßig gewartet oder ohne Training weiterhin sträflich vernachlässigt haben.

Beachten Sie folgende Hinweise bei allen Krafttests:

- Der Widerstand ist bei allen maxxF-Tests das eigene Körpergewicht; deshalb können Sie Ihre Ergebnisse nur sehr eingeschränkt mit den Leistungen anderer vergleichen, sondern nur mit Ihren eigenen Resultaten in den vorausgegangenen Tests (intraindividueller Vergleich).
- Absolvieren Sie jeweils einen Aufwärmsatz mit der Testübung mit geringer Intensität (leichteste Übungsvariante).
- Anfänger müssen zunächst 3 – 4 maxxF-Trainingseinheiten als Lern- und Gewöhnungstraining durchführen. Bevor Sie den ersten Test durchführen, müssen Sie die Technik der Testübung einschließlich der Widerstandsführung beherrschen.
- Die Ausführungshinweise für jede Testübung (= übungsspezifische Standardisierungskriterien) sind bei der Testdurchführung genau einzuhalten, sonst sind die Ergebnisse von Test und Retests nicht vergleichbar.

Testübung: Beine senken in Rückenlage (Bauchmuskeln)

- Legen Sie sich auf den Rücken, verschränken Sie die Hände hinter dem Kopf und heben Sie die gestreckten Beine senkrecht an (90°).
- Senken Sie nun die gestreckten Beine ganz langsam ab, wobei Sie das Becken aufrichten und die Lendenwirbelsäule kraftvoll gegen den Boden pressen, sodass sich kein Finger darunter schieben lässt.
- Senken Sie die Beine so lange, bis Sie die Lendenwirbelsäule nicht mehr flach anpressen können, sich die Lendenwirbelsäule vom Boden löst und eine Hohlkreuzstellung (Lendenlordose) entsteht.
- Messen (Winkelmesser) oder schätzen Sie den Winkel im Hüftgelenk, bei dem es Ihnen gerade noch gelingt, die Lendenwirbelsäule flach an den Boden zu pressen.
- Falls es Ihnen gelingt, die gestreckten Beine, bei an den Boden gepresster Wirbelsäule, so weit zu senken, dass die Fersen den Boden berühren (180°),

ohne dass sich die Lendenwirbelsäule vom Boden löst, stoppen Sie die Zeit in Sekunden, wie lange Sie diese Position halten können.

- Registrieren Sie Ihr Ergebnis im Ergebnisbogen (vgl. S. 42)

Beine senken in Rückenlage

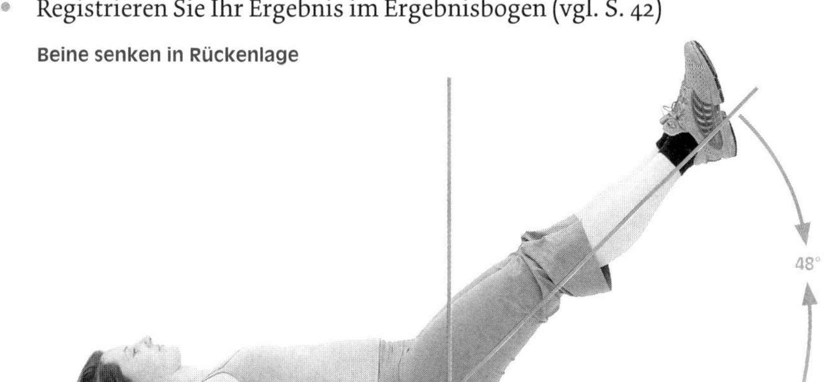

Testübung maxxF-Liegestütz
(Brust-, Armstreck-, vordere Schultermuskulatur)

- In eigenen Untersuchungen haben wir festgestellt, dass die Handstellung und die Oberarmführung bei der Übung Liegestütz auf die Intensität der Muskelspannung des großen Brustmuskels und des Trizeps und damit auf die Effektivität der Übung großen Einfluss haben.
- Die optimale Handstellung ist maximal eng, die Fingerspitzen zeigen gerade nach vorne, die Daumen liegen parallel und berühren sich (Foto S. 36).

Liegestütz lang

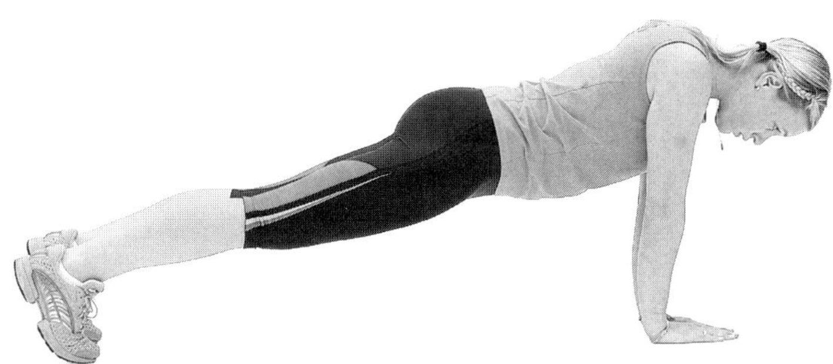

- Beim Beugen der Arme werden die Oberarme so eng geführt, dass sie in Kontakt mit dem Oberkörper bleiben.

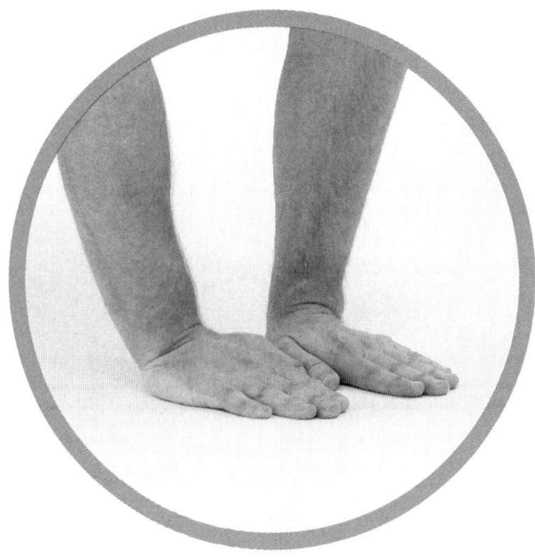

Handstellung

- Im tiefsten Punkt des Liegestützes berührt die Nasenspitze eine Markierung (Linie, Mattenrand, Klebepunkt), die sich 15 cm vor den Fingerspitzen befindet.

Oberarmführung

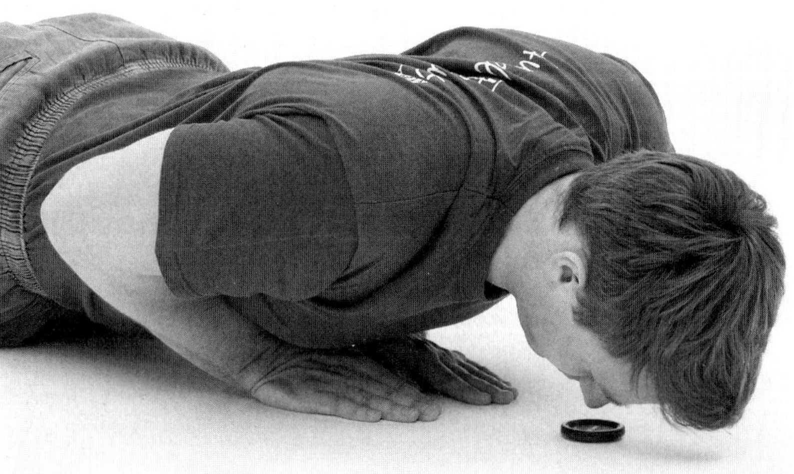

- Im höchsten Punkt des Liegestützes werden die Arme vollständig gestreckt, um eine vergleichbare Bewegungsamplitude sicherzustellen.

Tiefster Punkt beim Liegestütz

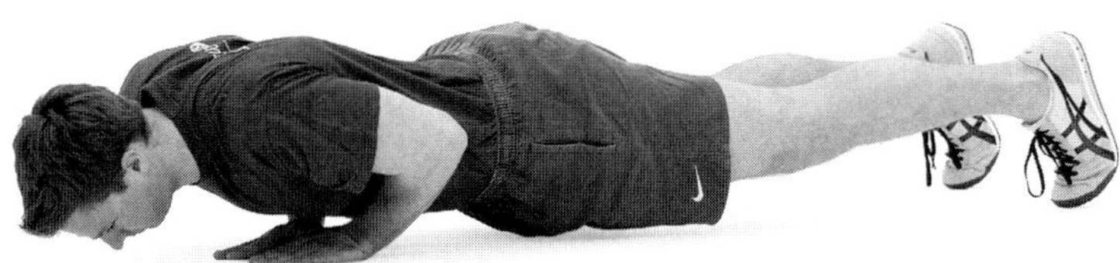

Wir bieten Ihnen vier unterschiedlich schwere Testvarianten der Übung Liegestütz an. Alle Varianten sind intensiv und effektiv. Wählen Sie die Variante, bei der Sie am Anfang zumindest zwei korrekte Wiederholungen schaffen. Ihr Testergebnis ist die Anzahl der korrekt ausgeführten Wiederholungen. Registrieren Sie das Ergebnis im Ergebnisbogen (vgl. S. 42).

Liegestütz lang, Hüftgelenk gestreckt (180°)

- Gehen Sie in die Liegestützposition. Die Arme sind gestreckt, der Körper ist gerade, «wie ein Brett» (Körperspannung), die Beine sind hüftbreit gespreizt, nur die Hände und die Fußspitzen berühren den Boden.
- Beugen Sie die Arme, bis die Nasenspitze den Markierungspunkt berührt, und strecken Sie die Arme wieder vollständig.
- Brechen Sie den Test ab, wenn die Nasenspitze nicht mehr den Markierungspunkt berührt, Sie die Arme nicht mehr strecken können oder Sie Ihre Körperspannung aufgeben müssen.

Liegestütz lang, Hüftgelenk 180° gestreckt

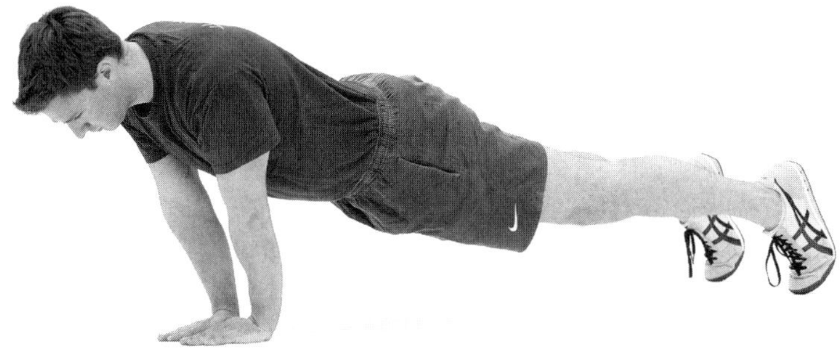

Knieliegestütz, Hüftgelenk gestreckt (180°)

- Wenn Sie nicht zwei korrekte Wiederholungen des Liegestützes lang schaffen, versuchen Sie den Knieliegestütz mit 180° gestrecktem Hüftgelenk.
- Die Hände und die Knie berühren den Boden. Heben Sie die Unterschenkel an.
- Die Ausführung ist identisch mit dem Liegestütz lang.
- Auch der gestreckte maxxF-Knieliegestütz ist eine hochintensive Übung, die an viele Menschen zu hohe Kraftanforderungen stellt. In diesem Fall weichen Sie auf die weniger intensiven Varianten aus.

Knieliegestütz, Hüftgelenk 180° gestreckt

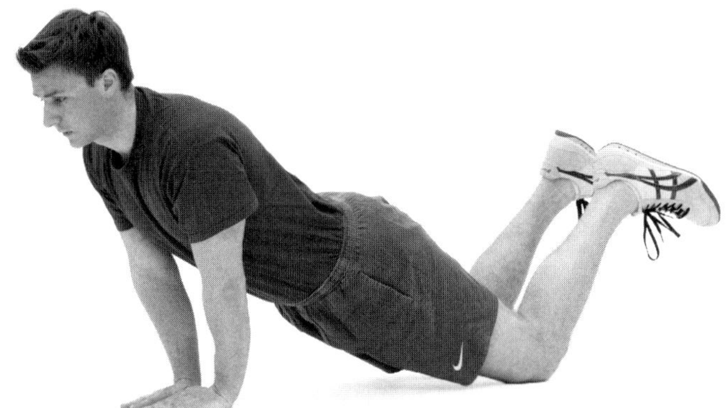

Knieliegestütz, Hüftgelenk gebeugt, Oberschenkel senkrecht

- Die Hände, die Knie und die Fußspitzen berühren den Boden. Das Hüftgelenk ist gebeugt; die Oberschenkel und die Arme stehen in der Ausgangsstellung senkrecht.
- Es gelten die gleichen Ausführungsbestimmungen wie bei den anderen Liegestützvarianten. Beachten Sie insbesondere, dass die Nasenspitze den Markierungspunkt 15 cm vor den Fingerspitzen berühren muss.
- Beim Strecken der Arme muss der Kopf in Kontakt mit einer Wand oder einem senkrecht stehenden Gegenstand (z. B. Zollstock) bleiben. Durch diese Maßnahme kann der Körper beim Strecken der Arme nicht nach hinten ausweichen, was bei Muskelermüdung in der Regel der Fall ist.
- Auch diese Variante ist durchaus noch anspruchsvoll und für viele Anfänger(innen) zu schwer. Wählen sie die folgende, weiter erleichterte Variante.

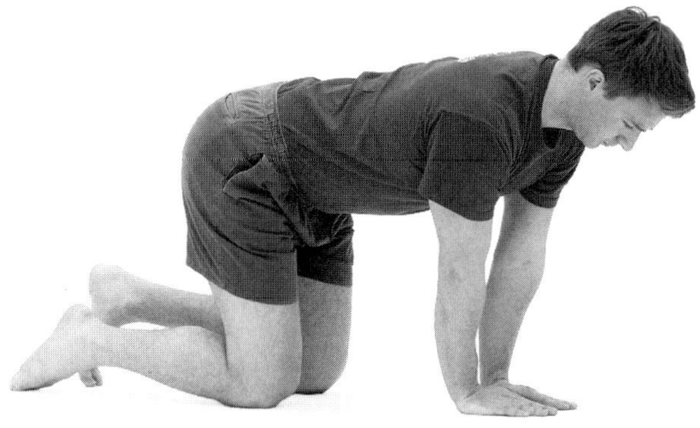

Knieliegestütz, Hüftgelenk gebeugt, Oberschenkel senkrecht

Knieliegestütz, Hüftgelenk stark gebeugt (ca. 30°)

- Diese leichteste Variante wird von allen Personen gewählt, für die die intensiveren Testübungen zu schwer sind.
- Das Hüftgelenk wird stark gebeugt, sodass der Hüftwinkel in der tiefsten Position ca. 30° beträgt. Die Hände werden handbreit vor den Knien aufgesetzt.
- Beim Strecken der Arme muss der Kopf in Kontakt mit einer Wand oder einem senkrecht stehenden Gegenstand (z. B. Zollstock) bleiben. Durch diese Maßnahme kann der Körper beim Strecken der Arme nicht nach hinten ausweichen, was bei Muskelermüdung in der Regel der Fall ist.
- Beachten Sie die vorher dargestellten Ausführungskriterien.

Knieliegestütz, Hüftgelenk ca. 30° gebeugt

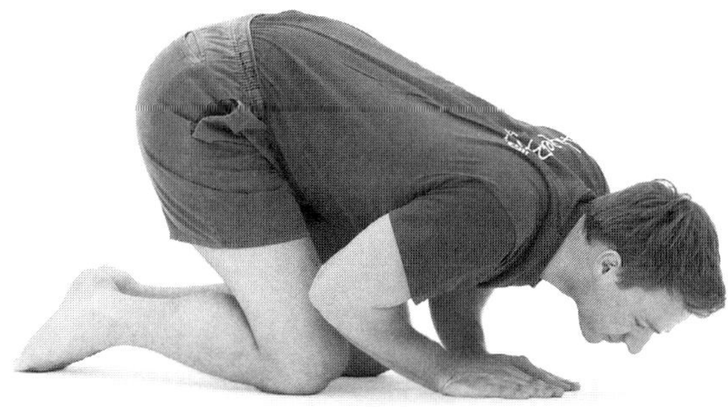

Testübung: maxxF-Einbeinkniebeuge (großer Gesäßmuskel, vierköpfiger Oberschenkelmuskel)
Die Einbeinkniebeuge ist eine sehr effektive Übung für die Gesäßmuskulatur und die Muskulatur der Oberschenkelvorderseite, weil fast das gesamte Körpergewicht von einem Bein bewältigt werden muss.

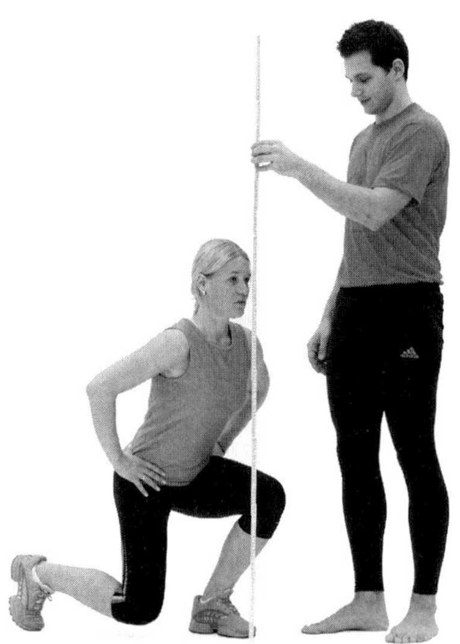

Einbeinkniebeuge, tiefe Position

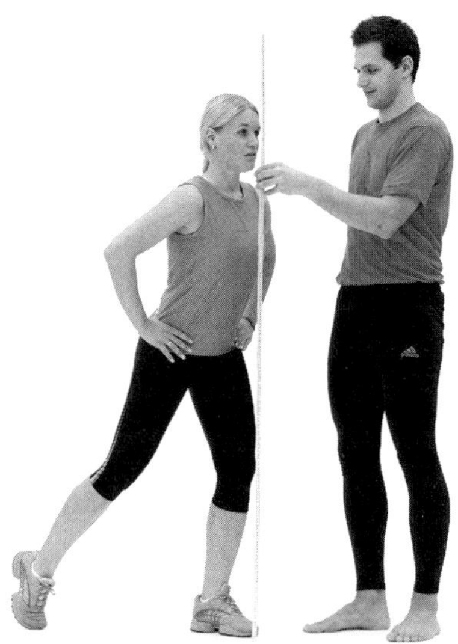

Einbeinkniebeuge, hohe Position

- Machen Sie einen Ausfallschritt, sodass das Knie des hinteren Beins auf Höhe der Ferse des vorderen Beins den Boden berührt.
- Verlagern Sie das Köpergewicht nach vorne auf das vordere Bein. Das entlastete hintere Bein wird auf der Fußspitze aufgesetzt und sichert das Gleichgewicht, indem es hüftbreit nach außen gesetzt wird.
- Wichtig! Das Körpergewicht bleibt während der gesamten Einbeinkniebeuge auf dem vorderen Bein. Die Ferse des Standbeins darf auch in der tiefsten Position nicht angehoben werden.
- Der Test wird vor einer Wand oder Tür durchgeführt wird. Der Kopf der Testperson soll während des gesamten Bewegungsablaufs einen gleich bleibenden geringen Abstand zur Wand beibehalten. Dadurch wird sichergestellt, dass das Körpergewicht immer auf dem vorderen Fuß bleibt. Anstatt einer Wand kann ein Partner auch einen langen senkrechten Stab (z. B. Zollstock) vor den Übenden halten.

- Beim Aufrichten wird das hintere Bein gestreckt, wobei die Fußspitze am Boden bleibt. Das vordere Bein, das das Körpergewicht trägt, wird nicht ganz gestreckt.
- Das Beugen und Strecken erfolgt langsam, fast im Zeitlupentempo. Die Bewegung wird weder in der höchsten noch in der tiefsten Position gestoppt, sondern gleichmäßig weitergeführt.
- Die Anzahl der korrekten Wiederholungen ist das Testergebnis. Registrieren Sie das Ergebnis (vgl. S. 42).
- Bei der Einbeinkniebeuge ohne Zusatzgewicht schaffen viele Personen eine sehr große Anzahl an Wiederholungen. Wenn Sie mehr als 20 Wiederholungen schaffen, ist es sinnvoll, das Gewicht zu erhöhen, indem Sie zwei Kurzhanteln als Zusatzgewicht hinzunehmen.
- Wählen Sie das Gewicht der Kurzhantel so, dass Sie beim 1. Test nicht mehr als 15 Wiederholungen schaffen. Das angemessene Gewicht der Kurzhanteln finden Sie durch Ausprobieren heraus. Die Übungsausführung ist die gleiche wie bei der Basisübung ohne Zusatzgewicht. Wenn Sie keine Kurzhanteln zur Verfügung haben, können Sie auch zwei schwere Taschen als Gewichte benutzen.

Phase 1: tiefe Position

Phase 2: hohe Position

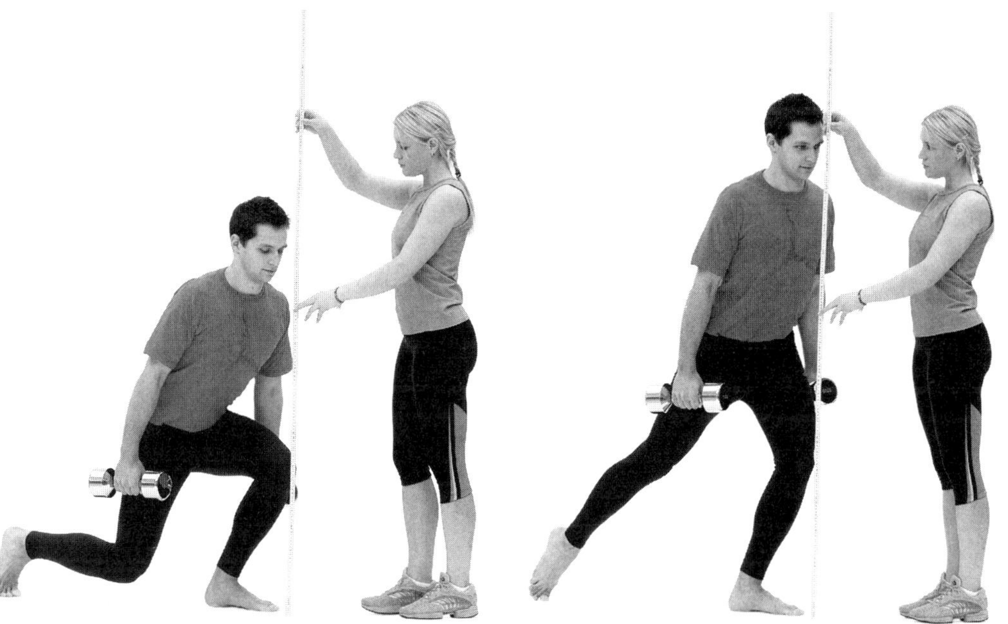

maxxF-Krafttests		Ergebnisse		
Testübung	**Messparameter**	**Datum:**	**Datum:**	**Datum:**
Beinesenken in Rückenlage	Winkel im Hüftgelenk beim Senken der Beine mit an den Boden gepresster LWS [Grad]			
	Haltedauer des Hüftwinkels bei 180° (Fersen berühren den Boden) [Sek]			
maxxF-Liegestütze lang	[Anzahl der Wiederholungen]			
maxxF-Knieliegestütz gestreckt	[Anzahl der Wiederholungen]			
maxxF-Knieliegestütz, gebeugtes Hüftgelenk, Oberschenkel senkrecht	[Anzahl der Wiederholungen]			
maxxF-Knieliegestütz, gebeugtes Hüftgelenk, Hüftwinkel ca. 30° in der Ausgangsposition	[Anzahl der Wiederholungen]			
Einbeinkniebeuge mit Zusatzgewichten	[Anzahl der Wiederholungen]			
Einbeinkniebeuge ohne Zusatzgewichte	[Anzahl der Wiederholungen]			

Fortschritte in der Übung «Liegestütz» und «Einbeinkniebeuge» ergeben sich durch eine größere Anzahl an Wiederholungen oder, bei der Übung «Liegestütz», durch die Wahl einer schwierigeren Liegestützvariante

Hat sich Ihre Körperform verändert?

Die Motivation vieler Frauen und Männer, maxxF-Krafttraining zu beginnen, ist der Wunsch nach einer Veränderung Ihrer Körperform, nach Bodystyling, nach dem Abbau von Körperfett, nach der Verbesserung Ihrer Attraktivität.

Krafttraining ist dazu genau der richtige Weg, da nur Muskeln in der Lage sind, den Körper zu formen, und sie dazu beitragen, Körperfett abzubauen.

Allerdings ist bei der Reduzierung von Körperfett die kalorische Gleichung (vgl. S. 17) entscheidend; ohne eine unterkalorische Ernährung ist dem überschüssigen Fett kaum beizukommen. Zahlreiche Untersuchungen belegen, dass eine Kombination von Ernährungsumstellung und Krafttraining im Durchschnitt bei Frauen zu einer Reduzierung der Umfänge der Oberarme, Hüfte und Oberschenkel führt, während bei nicht übergewichtigen Männern die Umfänge zunehmen. Der Taillenumfang verringert sich bei Frauen und Männern.

Umfangsmessungen

Die Messung von Körper- und Gliedmaßenumfängen macht es möglich, Veränderungen der Körperform zu objektivieren.

Beachten Sie folgende Hinweise bei allen Umfangsmessungen:

- Achten Sie auf gleiche Bedingungen: gleiche Tageszeit, keine vorangegangene körperliche Aktivität, gleiche Zeit nach der letzten Mahlzeit.
- Sie benötigen ein flexibles Maßband, z. B. aus dem Nähkasten, einen Zollstock und einen abwaschbaren, lösungsmittelfreien Filzstift.
- Die Messungen erfolgen ohne Kleidung direkt auf der nackten Haut. Sie markieren den Messpunkt mit einem Filzstift jeweils durch einen Punkt auf der Haut.
- Der Punkt muss beim Messen immer direkt oberhalb des Maßbands sichtbar sein. Achten Sie darauf, dass das Maßband immer genau horizontal über dem Körper- bzw. dem jeweiligen Körperteil verläuft. Ziehen Sie das Maßband beim Messen immer mit der gleichen Zugspannung an.
- Registrieren Sie die Messpunkte (z. B. Oberschenkel 80 cm vom Boden) und die Umfänge in cm im Ergebnisbogen (vgl. S. 47)

Testübung: Umfangsmessung Taille

Messpunkt ist die engste Stelle der Taille. Das locker gehaltene Maßband rutscht bei leichtem Anziehen meistens von selbst an die engste Stelle ca. 2 – 3 cm oberhalb des Bauchnabels. Deshalb muss hier kein Messpunkt markiert werden. Bei Personen, bei denen keine Taille sichtbar ist (z. B. Übergewichtige), wird der Bauchnabel als Messpunkt gewählt.

Der Proband atmet normal ein, wieder aus und hält dann während des Messvorgangs die Luft an.

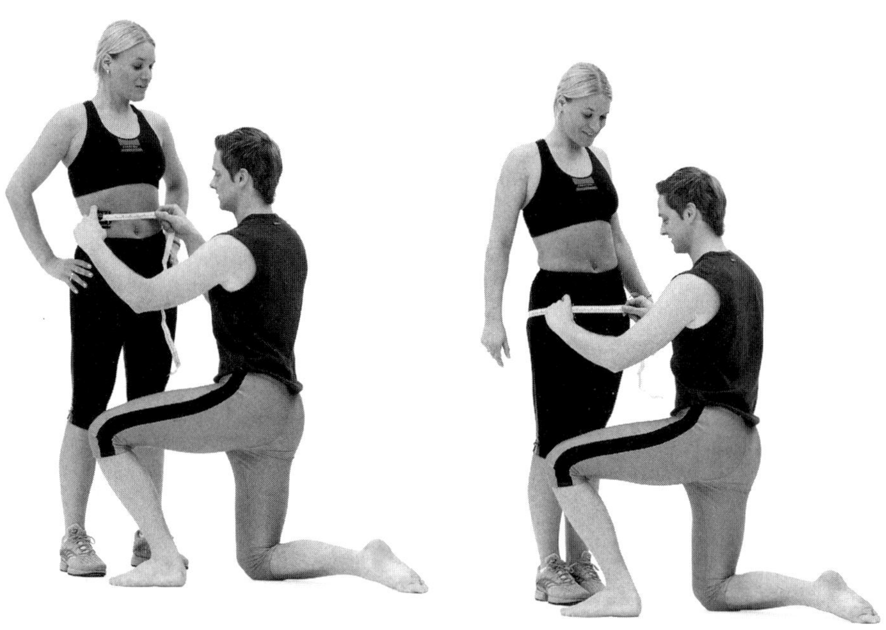

Umfangsmessung Taille

Umfangsmessung Hüfte

Testübung: Umfangsmessung Hüfte

Sie stellen einen Zollstock mit dem 0-Punkt auf die Erde senkrecht neben den barfuss stehenden Probanden. Sie markieren den Messpunkt an der größten optischen Wölbung des Gesäßes und schreiben den Abstand des Messpunktes vom Boden in den Ergebnisbogen.

Der Proband atmet normal ein, wieder aus und hält während des Messvorgangs die Luft an.

Testübung: Umfangsmessung Oberschenkel
Sie stellen einen Zollstock mit dem 0-Punkt auf die Erde senkrecht neben den barfuss stehenden Probanden. Sie wählen ein Bein aus und registrieren im Ergebnisbogen, ob das rechte oder das linke Bein gemessen wurde. Sie markieren den Messpunkt etwa in der Mitte des Oberschenkels und notieren den Abstand des Messpunktes vom Boden im Ergebnisbogen.

Während des Messvorgangs ist das Körpergewicht des Probanden gleichmäßig auf beide Beine verteilt.

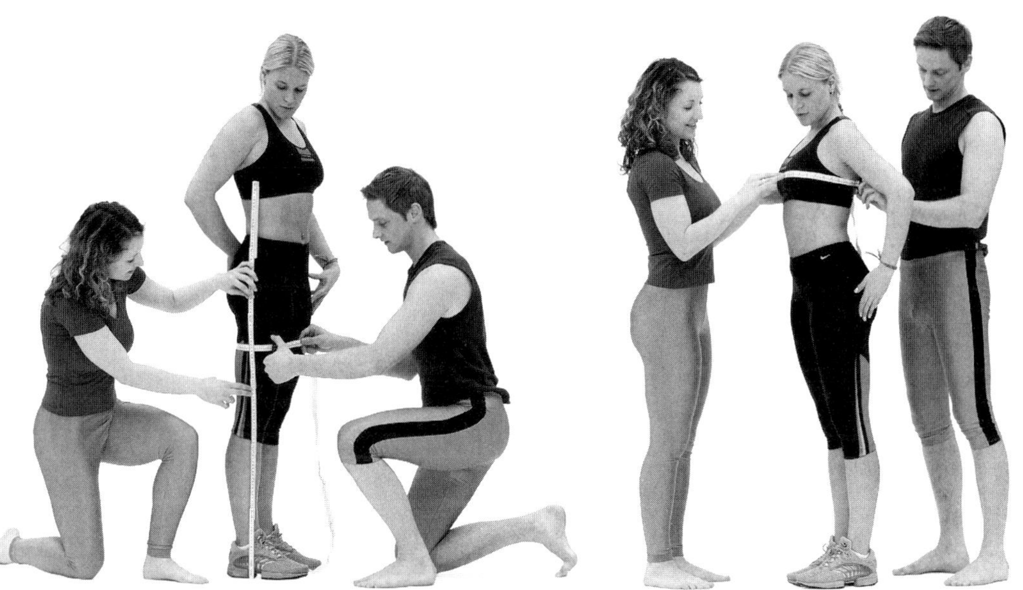

Umfangsmessung Oberschenkel

Umfangsmessung Brust

Testübung: Umfangsmessung Brust
Messpunkt sind die Brustwarzen.

Der Proband atmet normal ein, wieder aus und hält während des Messvorgangs die Luft an. Wenn möglich, stellt ein Helfer die horizontale Bandführung am Rücken des Probanden sicher.

Testübung: Umfangsmessung Oberarm

Der Messpunkt ist der größte optische Umfang des Oberarms. Der sitzende Proband positioniert seinen Oberarm senkrecht und beugt das Ellenbogengelenk maximal. Der Zollstock wird zur Festlegung des Messpunktes mit dem 0-Punkt senkrecht auf einem Tisch am Ellenbogen des Probanden aufgesetzt.

Alternativ kann der Oberarmumfang mit oder ohne Ellenbogenbeugung und Bizepskontraktion gemessen werden.

Umfangsmessung Oberarm

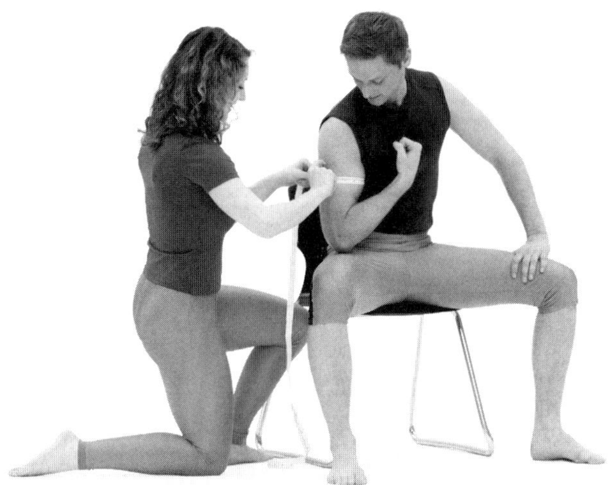

maxxF-Umfangsmessungen		Ergebnisse		
Körperteil	**Messpunkt**	**Datum:**	**Datum:**	**Datum:**
Oberarm rechts	[Messpunkt: ..... cm vom Ellbogen] [cm]			
Oberarm links	[Messpunkt: ..... cm vom Ellbogen] [cm]			
Brust	[Messpunkt: Brustwarzen]			
Taille	[Messpunkt: Taille oder Nabel]			
Hüfte	[Messpunkt: ..... cm vom Fußboden] [cm]			
Oberschenkel rechts	[Messpunkt: ..... cm vom Fußboden] [cm]			
Oberschenkel links	[Messpunkt: ..... cm vom Fußboden] [cm]			

Hat sich Ihr Körperfettanteil verändert?

Das mit einer Waage ermittelte Körpergewicht ist nicht für alle Menschen aussagekräftig. Dies gilt vor allem für sportlich aktive Personen und Kraftathleten, bei denen die größere Muskelmasse häufig als «Übergewicht» fehl interpretiert wird. Exaktere Informationen liefert die Ermittlung der Körperzusammensetzung. Dabei wird vereinfacht zwischen der Fettmasse und der fettfreien Körpermasse unterschieden. Der fettfreie Anteil repräsentiert vor allem die funktionellen Systeme des Körpers, insbesondere die Muskulatur, die Knochen und das Herzkreislaufsystem. Das Fettgewebe dient dagegen im Wesentlichen als Energiespeicher. Die Muskulatur und das Fettgewebe sind die variabelsten Anteile der Körperzusammensetzung. Durch Krafttraining kann der Anteil der Muskulatur erhöht und gleichzeitig der Fettanteil verringert werden. Bewegungsmangel und überkalorische Ernährung hingegen lassen die Muskelmasse schwinden und vergrößern die Fettmasse. Das Fettgewebe hat dabei den größten Spielraum. Es kann von einer minimalen Menge bis über 70 % der Körpermasse bei stark übergewichtigen Menschen ausmachen.

Es stehen zahlreiche Methoden zur Messung des Körperfettanteils zur Verfügung. Das Unterwasserwiegen, die Röntgenmethode und die Computertomographie sind aufwendig und werden vornehmlich zu wissenschaftlichen Zwecken eingesetzt. Als relativ kostengünstige Methoden werden heute vor allem die Messung der Hautfaltendicke, die Infrarotmessung und die elektrische Leitfähigkeitsmethode eingesetzt, die in den meisten Fitness-Studios angeboten wird.

Interpretation Ihres Ergebnisses

Die folgenden Angaben sollen Ihnen die Interpretation Ihres persönlichen Fettprozent-Messergebnisses erleichtern. Es liegen keine gesicherten Normwerte für den idealen Körperfettanteil in Prozent vor. Die Vorschläge weichen je nach Sichtweise z. T. erheblich voneinander ab. Die folgenden Angaben sollen Ihnen die Interpretation Ihres persönlichen Ergebnisses erleichtern:

Bei Bodybuilding-Athleten wurden vereinzelt Minimalwerte von ca. 2–3 % vor dem Wettkampf gemessen. Zu diesem Zeitpunkt ist das Unterhautfettgewebe fast vollständig eingeschmolzen, um eine maximale «Definition» der Muskulatur zu erreichen. Gut trainierte Ausdauersportler weisen häufig Werte von deutlich unter 10 % Körperfett auf. Im Gegensatz zu Männern können Werte von unter 10 % bei Frauen aus gesundheitlicher Sicht bedenklich sein. Sehr geringe Fettwerte können Störungen oder das Ausbleiben der Menstruation und eine Abnahme der Knochendichte zur Folge haben. Frauen weisen durchschnittlich einen ca. 10 % höheren Fettanteil als Männer auf. Mit zunehmendem Alter erhöht sich der durchschnittliche Wert, unabhängig vom Geschlecht.

Männliche Sportstudierende erreichen durchschnittlich ca. 13 %, Sportstudentinnen ca. 23 %. Stark adipöse und übergewichtige Personen können Extremwerte bis 70 % erreichen.

Das bedeuten Ihre Ergebnisse der Fettmessung

Männer 6 %–10 %, Frauen 16 %–20 %

Sie haben sehr wenig Körperfett. Weniger sollte es aus gesundheitlicher Sicht nicht werden (Vorsicht, Magersucht!). Etwas mehr Substanz würde Ihrem Immunsystem gut tun. Wenn Sie Wettkampfathlet im Ausdauer- oder Kraftsport, in der rhythmischen Sportgymnastik oder im Gerätturnen weiblich sind, müssen Sie die Risiken, die mit sehr geringem Körperfett einhergehen, in Kauf nehmen.

Männer 11 %–15 %, Frauen 21 %–25 %
Weiter so! Sie haben wenig Körperfett, und Ihr Wert ist ideal.

Männer 16 %–20 %, Frauen 26 %–30 %
Sie besitzen einen durchschnittlichen Körperfettanteil. Aus gesundheitlicher Sicht sind keine Veränderungen notwendig. Wenn Sie Ihr Körperfett etwas reduzieren wollen, achten Sie auf die kalorische Gleichung (vgl. S. 17), d. h., ernähren Sie sich leicht unterkalorisch und machen Sie regelmäßig (maxxF-)Krafttraining. Bitte meiden Sie Gewaltabnehmkuren. Diese sind für Sie nicht notwendig und kontraproduktiv.

Männer 21 %–25 %, Frauen 31 %–35 %
Ihr Fettanteil ist leicht erhöht. Dabei steigt die Gefahr, an Arteriosklerose, Diabetes mellitus, Bluthochdruck, Herzinfarkt, Schlaganfall, Krebs zu erkranken oder Probleme mit den Atmungsorganen und dem Bewegungsapparat zu bekommen. Stellen Sie Ihre Ernährung um und beginnen Sie ein regelmäßiges Kraft- und Ausdauertraining.

Männer über 25 %, Frauen über 35 %
Sie haben einen deutlich erhöhten Fettwert. Deshalb ist es aus gesundheitlichen Gründen höchste Zeit, umgehend dagegenzusteuern. Eine quantitative (weniger essen) und qualitative (vollwertige Nahrungsmittel) Ernährungsumstellung und ein regelmäßiges Fitnesst-Training sind der richtige Einstieg. Suchen Sie professionelle Hilfe, gehen Sie z. B. in ein Fitness-Studio und nehmen Sie an einem Abnehmkurs teil.

Wenn Sie nicht die Möglichkeit haben, eine Fettmessung mit Geräten durchführen zu lassen, bleibt Ihnen dennoch folgende kostenlose und durchaus aussagekräftige Methode:

Testübung: Der Spiegeltest oder die nackte Wahrheit
Stellen Sie sich zunächst in Unterwäsche vor einen großen Spiegel und betrachten Sie sich von vorne und von der Seite. Schneiden Hosengummi, Träger oder Beinabschluss tief ins Fleisch ein, sodass hervortretende oder überhängende Haut- und Fettwulste zu erkennen sind?

Ziehen Sie sich nun ganz nackt aus und betrachten Sie Ihren Körper kritisch. Beurteilen Sie den gesamten Fettanteil Ihres Körpers so objektiv wie möglich. Seien Sie nicht überkritisch. Überbewerten Sie nicht einzelne Körperteile oder Körperproportionen.

Wenn Sie wirklich ehrlich sind, können Sie sehr gut abschätzen, ob Ihr Körper zu große Fettanteile hat.

Frauen haben durchschnittlich ca. 10 % mehr Körperfett als Männer. Deshalb ist das weibliche Körperbild bei vergleichbarem Körperfett (vgl. S. 48/49) immer etwas «weicher» und das der Männer mit 10 % weniger Körperfett etwas «härter». Berücksichtigen Sie diese geschlechtsspezifischen Unterschiede bei der folgenden subjektiven Einschätzung Ihres Körperfetts.

Spiegeltest

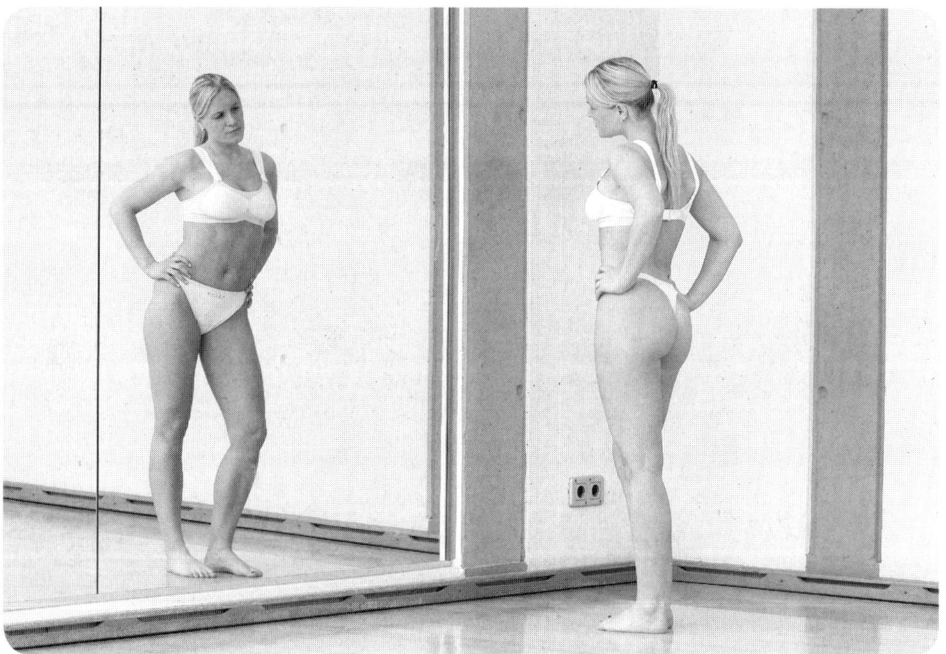

Subjektive Bestimmung des Körperfetts	
Ihre Einschätzung Ihres Körperfetts	**Konsequenz**
1. Sie haben überhaupt kein sichtbares Körperfett und sind extrem schlank. Ihre Hüftknochen und Rippen treten deutlich unter der Haut hervor. Wenn Sie maxxF-trainiert sind und Ihre Muskeln anspannen, sind sogar einzelne Muskelfasern sichtbar.	Wenn Ihr Body-Mass-Index (BMI) (vgl. S. 52) deutlich unter 18 liegt, haben Sie Untergewicht und sollten durch regelmäßiges maxxF-Krafttraining und eine überkalorische Ernährung mehr Substanz aufbauen. Bedenken Sie, auch Untergewicht ist ein Risikofaktor.
2. Sie haben sehr wenig Körperfett und sind schlank. Wenn Sie maxxF-trainiert sind und Ihre Muskeln anspannen, ist an den Oberschenkeln, Armen, Schultern und am Bauch eine deutliche Muskelstruktur sichtbar.	Machen Sie weiter so mit Ihrem Gesundheits- und Fitness-Lebensstils. Mit regelmäßigem Fitness-Training und einer ausgewogenen Ernährung werden Sie Ihre Körperform weiter optimieren und Ihre Ziele erreichen.
3. Der Fettanteil Ihres Körpers ist durchschnittlich. Wenn Sie maxxF-trainiert sind und Ihre Muskeln anspannen, lässt sich an den Oberschenkeln, Armen, Schultern und am Bauch eine Muskelstruktur erkennen bzw. erahnen.	Sie sind auf dem besten Weg! Weiterhin 2 x maxxF pro Woche und eine Ernährung, die die kalorische Gleichung beachtet (vgl. S. 17), und Ihrer Traumfigur steht nichts mehr im Weg.
4. Sie haben einen erhöhten Fettanteil. Auch wenn Sie maxxF-trainiert sind und Ihre Muskeln anspannen, sind keine Muskelstrukturen erkennbar.	Eine quantitative und qualitative Ernährungsumstellung, weiterhin maxxF-Krafttraining, ergänzt durch ein regelmäßiges Ausdauertraining, Beharrlichkeit und Durchhaltefähigkeit, und Sie werden Ihre Figur und Ihre Lebensqualität langsam, aber sicher verbessern.
5. Sie haben viel zu viel Körperfett und sind stark übergewichtig. Wenn Sie maxxF-trainiert sind und Ihre Muskeln anspannen, sind Sie weit davon entfernt, eine Muskelstruktur erkennen zu können.	Stellen Sie Ihren Lebensstil um. Regelmäßiges Fitness-Training und eine dauerhafte Änderung Ihrer Ernährungsgewohnheiten sind für Sie der einzig richtige Weg zur Reduzierung Ihrer Risikofaktoren und Ihres Körpergewichts sowie zur Verbesserung Ihrer Lebensqualität.

Body-Mass-Index (BMI)
Ermitteln und beurteilen Sie Ihren Body-Mass-Index (BMI)
1. Dividieren Sie Ihr Körpergewicht in Kilogramm durch Ihre Körpergröße in Meter im Quadrat. $\frac{\textit{Körpergewicht (kg)} \ldots\ldots}{\textit{Körpergröße } (m^2) \ldots\ldots}$ = ... Body-Mass-Index Beispiel $\frac{60\ kg}{1{,}60\ m \times 1{,}60\ m}$ = 23,4 Body-Mass-Index
2. Interpretieren Sie Ihren Body-Mass-Index (nach Weltgesundheitsorganisation 1997) Unter 18 kg/m²: untergewichtig 18–24,9 kg/m²: normalgewichtig 25–29,9 kg/m²: übergewichtig (Vor-Fettleibigkeitsstatus) 30–34,9 kg/m²: fettleibig, Klasse I 35–39,9 kg/m²: fettleibig, Klasse II über 40 kg/m²: fettleibig, Klasse III
3. Beachte: Der BMI ist nur für Normalpersonen gültig. Er ist für Sportler, bei denen das Körpergewicht und damit der BMI aufgrund einer großen Muskelmasse erhöht ist, nicht aussagekräftig.

So wurden die maxxF-Übungen ermittelt

An der Universität Bayreuth wird seit 1990 im Arbeitsschwerpunkt Fitnesstraining intensiv Krafttrainingsforschung betrieben. Das Ziel ist es, wissenschaftliche Erkenntnisse zu gewinnen für eine Optimierung des Trainings und schnellere Trainingserfolge. Die innovativen Forschungsergebnisse sind in zahlreiche Publikationen eingeflossen und haben den Kenntnisstand über Krafttraining erheblich verbessert; (vgl. die Rowohlt-Bücher der Autoren Boeckh-Behrens/Buskies: Fitness Krafttraining (rororo 19481), Supertrainer Bauch (rororo 61028), Supertrainer Beine und Po (rororo 61040), Supertrainer Rücken (rororo 61044), Supertrainer Schultern, Arme, Brust (rororo 61070).

Übungsranglisten auf der Basis von EMG-Messungen

Ein inhaltlicher Schwerpunkt der Forschung waren das Herausfinden der effektivsten Übungen für die einzelnen Muskeln und das Aufstellen von Übungsranglisten sowie die Überprüfung der Effektivität der Übungen.

Es ist uns gelungen, die wichtigsten Übungen für jeden Muskel objektiv zu vergleichen und aussagekräftige Übungsranglisten zu erstellen. Die Intensität der Muskelaktivierung wurde mit Hilfe von EMG-Messungen ermittelt. EMG ist die Abkürzung für Elektro- (elektrische Aktivität), -myo (myos = griech. Muskel), -graphie (Aufzeichnung). Die Vergleichbarkeit verschiedener Übungen wurde hergestellt durch eine ausreichende Anzahl homogener Probanden (10 männliche Sportstudierende) sowie die Standardisierung des Bewegungstempos und der Intensität. Dabei wurde bei allen Übungen der Widerstand so gewählt, dass maximal zwölf Wiederholungen möglich waren. Bei vielen maxxF-Übungen mit dem eigenen Körpergewicht wurde die Intensität über die Zeitdauer der Belastung standardisiert. Es wurde eine Ausführungsvariante gewählt, die eine Übungsdauer von etwa dreißig Sekunden ermöglichte, weil die Übungsdauer von zwölf Wiederholungen ca. dreißig Sekunden beträgt, wie wir in eigenen Untersuchungen feststellen konnten.

Eine Standardisierung über die Zeitdauer wurde auch bei der Übungsausführung mit «Endkontraktionen» vorgenommen. Bei einigen Übungen mit dem eigenen Körpergewicht und bei statischen Halteübungen ohne Gewicht waren keine Standardisierung der Intensität möglich.

Die jeweils besten Übungen für jeden Muskel ohne Geräte wurden zu dem maxxF-Programm zusammengefasst.

Da für die Trainierenden der Erfolg des Trainings ausschlaggebend ist, stellte sich die Frage, ob sich mit Übungen, die in den EMG-Ranglisten auf den vorderen Plätzen liegen, bessere Trainingsgewinne erzielen lassen als mit Übungen auf den hinteren Ranglistenplätzen.

In mehreren Trainingsexperimenten konnten wir nachweisen, dass ein Training von Übungen auf den Spitzenplätzen der Übungsranglisten (hohe Muskelaktivierung) zu deutlich stärkeren Verbesserungen der Maximalkraft und der Kraftausdauer führt als ein Training von Übungen auf den hinteren Plätzen der Ranglisten (geringe Muskelaktivierung).

Die MAXXF-Übungen

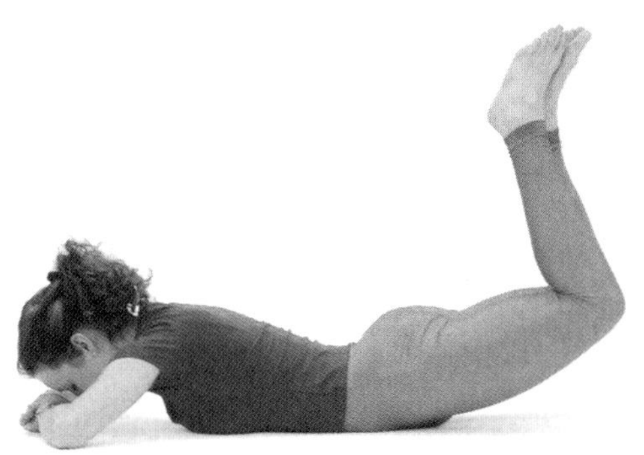

maxxF-Einzelübungen

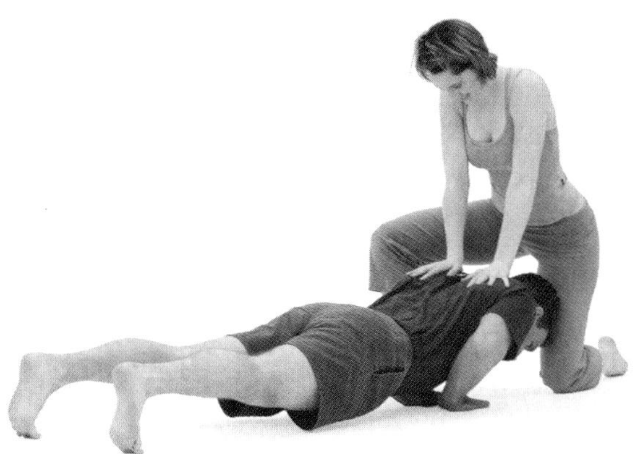

maxxF-Partnerübungen

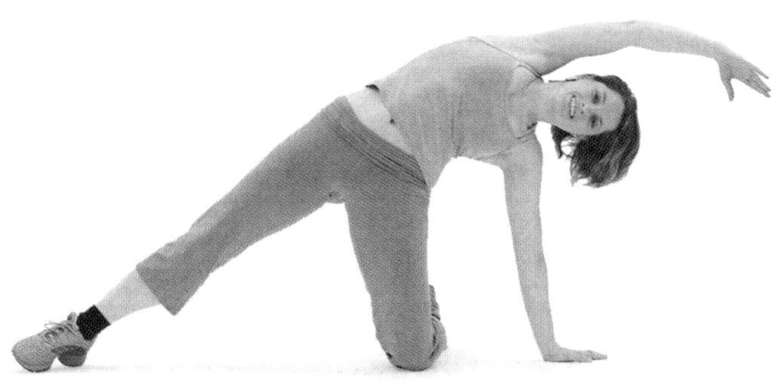

maxxF-Dehnübungen

Wichtige Tipps zu den maxxF-Einzelübungen

1. **Aufwärmen**: maxxF ist ein Kurzzeitprogramm. Auch das Aufwärmen können Sie kurz halten. Die großen Gelenke, das Schulter-, das Hüft-, das Kniegelenk und die Wirbelsäule, müssen jedoch mit leichter Kraftbeanspruchung auf die folgende intensive Belastung vorbereitet werden. Ein Satz von ca. 15 Wiederholungen der folgenden drei Übungen, und schon ist das Aufwärmen beendet.

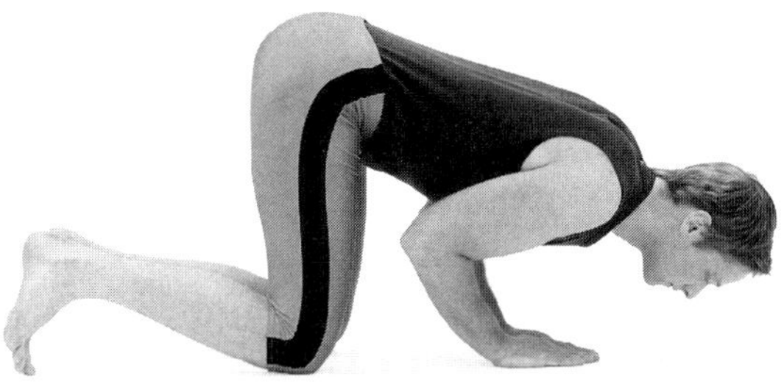

Liegestütz erleichtert

Lat-Drücken in Rückenlage, leichte Variante

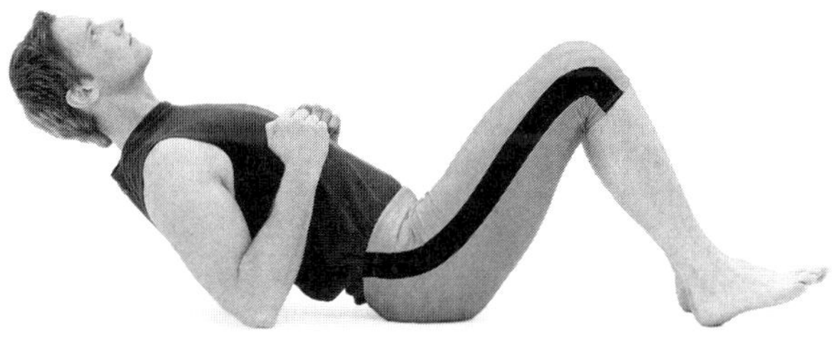

Beidbeinige Kniebeuge

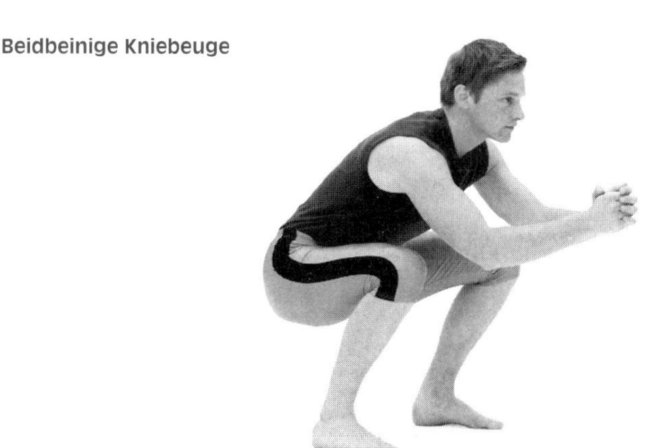

2. Die ersten drei bis vier Übungseinheiten maxxF sollten Sie dazu benutzen, die **technische Ausführung der Übungen** zu erlernen. Dabei ist eine professionelle Hilfe, z. B. durch einen von der Inline-Akademie ausgebildeten maxxF-Instruktor, hilfreich. Mit Hilfe des Buches werden Sie jedoch auch gut allein zurechtkommen. Eine korrekte Übungstechnik ist auch die Voraussetzung für die Durchführung der maxxF-Tests, durch die Sie Ihre Leistungsfortschritte ermitteln können. Die exakte Beschreibung der Übungsausführung finden Sie bei der folgenden Darstellung der einzelnen maxxF-Übungen.

3. Beim maxxF-Training ist die **Belastungsdauer entscheidend**, nicht die Anzahl der Wiederholungen. Ein maxxF-Satz dauert im Anfängerprogramm 30 Sekunden. Fortgeschrittene trainieren 45 Sekunden pro Satz und gut Trainierte 60 Sekunden und länger.

4. Alle maxxF-Übungen werden in mehreren **Übungsvarianten**, z. B. **leicht – mittel – schwer**, angeboten. Sie beginnen mit der schwersten Variante, die Sie, Ihrem Leistungsvermögen entsprechend, noch korrekt ausführen können. Bei zunehmender Muskelermüdung im Verlauf der 30, 45 oder 60 Sekunden dauernden Übungszeit wechseln Sie zur nächsten, weniger intensiven Variante. Dies kann im Verlauf eines Satzes mehrmals hintereinander sinnvoll sein.

   Beispiel: Sie beginnen mit der schwersten Variante, die Sie nach 10 Sekunden nicht mehr korrekt schaffen, wechseln zur mittelintensiven Variante, die Sie nach weiteren 20 Sekunden aufgeben müssen, um die letzten 15 Sekunden des Satzes mit der leichtesten Variante zu trainieren.

   Durch diese Maßnahme ist jede einzelne Übungswiederholung hoch intensiv unter Berücksichtigung des fortschreitenden Ermüdungszustands des Muskels. Die unterschiedlich intensiven Übungsvarianten erlauben es auch Personen mit unterschiedlicher Leistungsfähigkeit, gemeinsam sinnvoll zu trainieren.

5. Die **Veränderung der Intensität** der Übungsvarianten von leicht bis schwer erfolgt durch folgende Maßnahmen, deren Wirksamkeit durch Messungen am Institut für Sportwissenschaft der Universität Bayreuth nachgewiesen wurde:

- **Veränderung der Hebellänge**: Ein längerer Hebel bedeutet eine höhere Intensität der Belastung und ist vergleichbar mit der Wahl eines schwereren Gewichts. Das Beispiel der Liegestützvarianten verdeutlicht dieses Prinzip.

Veränderung der Hebellänge bei vier Varianten der Übung Liegestütz

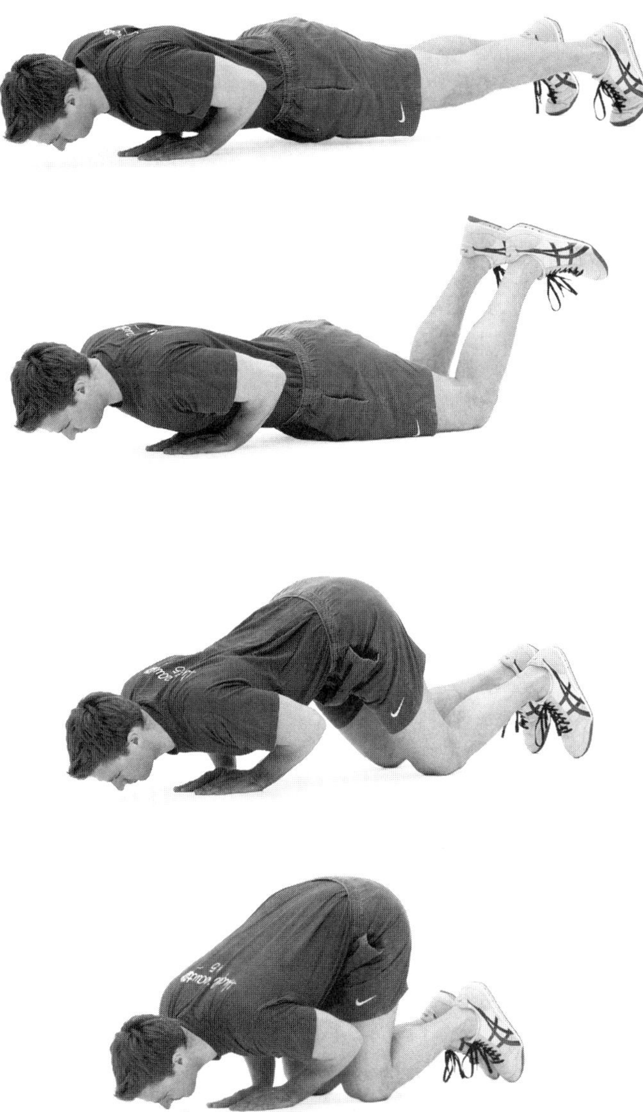

- **Teilbewegungen**: Es werden ausschließlich die intensiven Abschnitte einer Bewegungsamplitude durchgeführt. Auf die Abschnitte mit geringerer Muskelspannung wird verzichtet, wie am Beispiel der Übung Armseitheben gegen den Beinwiderstand ersichtlich.

Armseitheben gegen den Beinwiderstand

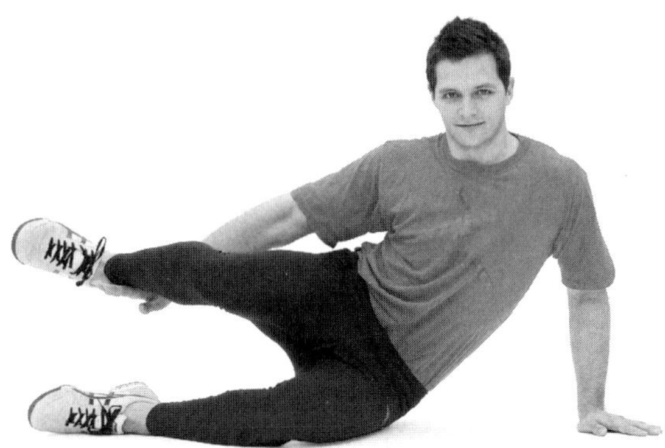

- **Endkontraktionen**: Viele maxxF-Übungen werden ausschließlich mit Endkontraktionen, d. h. mit sehr kleinen, intensiven Bewegungen im Bereich der stärksten Muskelverkürzung, ausgeführt. Damit werden die höchsten Muskelspannungen und die größte Trainingseffektivität erreicht. Die Übung Beinheben gestreckt im Sitz ist eine der zahlreichen maxxF-Übungen, die ausschließlich mit Endkontraktionen ausgeführt werden.

Beinheben gestreckt im Sitz

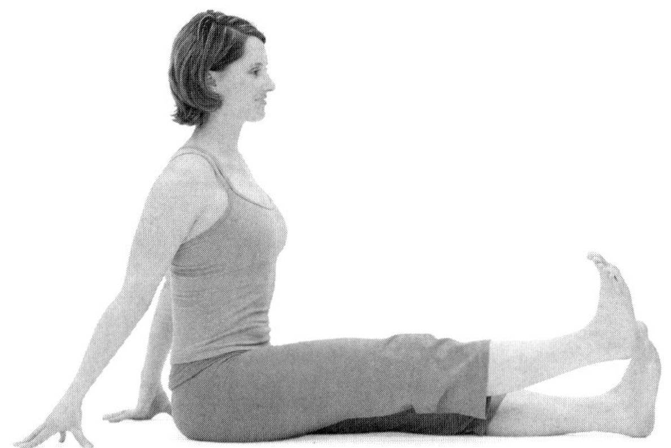

- **Eigene Muskelkraft als Widerstand**: Der eigene Krafteinsatz ist ein idealer Übungswiderstand, wie das Beispiel der Übung «Konzentrations-Curls gegen den Beinwiderstand» zeigt. Der Widerstand kann in der überwindenden und der nachgebenden Phase der Bewegung optimal der zur Verfügung stehenden Kraft angepasst werden. In der überwindenden Phase, hier beim Anheben des Beines durch den Arm, kann dem Bizeps bei jeder Wiederholung die zur Verfügung stehende Maximalkraft abverlangt werden. In der nachgebenden Phase, beim Senken des Beines, hat der die Bewegung bremsende Bizeps mehr Kraft, und es können hier supramaximale Widerstände eingesetzt und dadurch noch größere Muskelspannungen erzielt werden.
  Diese perfekte Abstimmung des Widerstands auf die in allen Phasen der Bewegung maximal zur Verfügung stehende Kraft, die sich durch Ermüdung im Verlauf des Satzes kontinuierlich verringert, ist viel genauer und differenzierter, als dies durch Hanteln und Kraftmaschinen möglich ist.

Bizeps-Curls gegen den Beinwiderstand

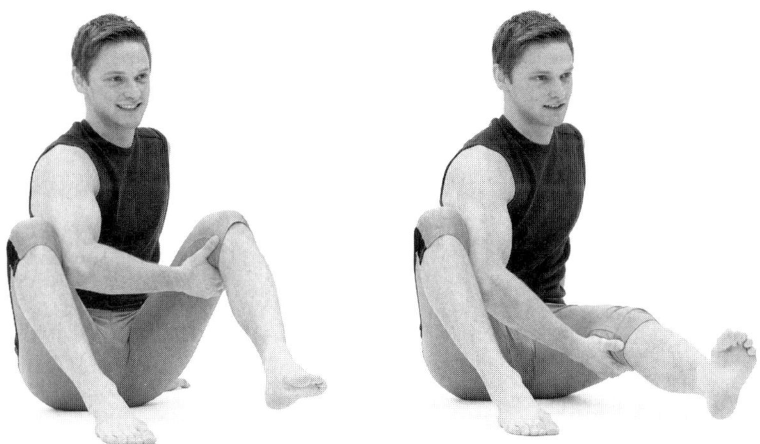

- **Isometrische Kontraktion**: Einige maxxF-Übungen sind ausschließlich isometrische Halteübungen (z. B. Übung Unterarmklemme), oder sie benützen isometrische Spannungen als zusätzliche Intensivierungsmaßnahme (z. B. Fersenzug bei der Übung Beckenlift). Die isometrischen Muskelspannungen können je nach dem Ziel des Trainierenden von leicht bis maximal variiert werden.

6. Die meisten **maxxF-Programme sind Einsatz-Programme**. Dies ermöglicht die Berücksichtigung aller wichtigen Muskelgruppen bei einer sehr kurzen Trainingszeit. Die Regeneration ist nach einem Einsatztraining wesentlich kürzer als nach einem Mehrsatztraining, und es ist dennoch eine hohe Effektivität gegeben (vgl. S. 31). Für Fortgeschrittene und Leistungssportler ist dagegen ein Mehrsatztraining durchaus sinnvoll und empfehlenswert.

7. Sollten bei einer Übung **Beschwerden und Schmerzen** auftreten, wählen Sie eine leichtere Übungsvariante oder lassen Sie die Übung weg. Vermeiden Sie übertriebenen Ehrgeiz. Nicht nur die Muskulatur, auch das Herz-Kreislauf-System kann bei rascher Übungsabfolge überlastet werden. Überfordern Sie sich nicht, sondern beobachten Sie sich, schalten Sie rechtzeitig zurück und legen Sie eine Erholungspause ein.

8. Achten Sie bei allen maxxF-Übungen besonders auf eine kontinuierliche **Atmung**. Endkontraktionen, statische Halteübungen und hohe Intensitäten verleiten zur Pressatmung. Diese bringt zahlreiche gesundheitliche Risiken wie einen starken Anstieg des Blutdrucks, Minderdurchblutung von Herz und Gehirn und die Gefahr von Herzrhythmusstörungen mit sich. Vermeiden Sie Pressatmung, indem Sie bei allen Übungen bewusst (hörbar) die Ausatmung betonen.

9. maxxF-Übungen bedeuten Krafttraining für den arbeitenden Muskel (Agonist) und gleichzeitig **Dehnung** für den Gegenspieler (Antagonist). Wenn Sie z. B. die Übung «Reverse Flys» ausführen, kräftigen Sie die Muskulatur des oberen Rückens und dehnen zwangsläufig gleichzeitig die Brustmuskulatur. Aus diesem Grund sind zusätzliche Dehnübungen nicht unbedingt erforderlich. Eine leichte Dehnung des direkt zuvor gekräftigten Muskels kann jedoch eine willkommene Pause darstellen und den Muskel angenehm entspannen. Vermeiden Sie es, den gekräftigten und ermüdeten Muskel intensiv und lange andauernd zu dehnen. Dies kann für den Muskel eine erneute hohe Belastung darstellen. Das Übungsprogramm enthält für jede Muskelgruppe auch eine Dehnübung.

10. Sie können maxxF gut allein zu Hause absolvieren, und das sollten Sie immer dann tun, wenn kein Partner oder keine Gruppe zur Verfügung steht. Eine **maxxF-Übungsgruppe oder ein Übungspartner** kann jedoch enorm

motivierend sein, Sie mitreißen, Ihnen über schwache Momente hinweghelfen, Sie zum Durchhalten anstacheln und bei Ihnen besondere Kräfte wecken. maxxF-Übungsgruppen können Sie z. B. in Fitness-Studios finden, die mit der Inline-Akademie zusammenarbeiten.
Um Ihnen ein maxxF-Partnertraining zu erleichtern, wird nach jeder Einzelübung zusätzlich eine Partnerübung erläutert. Wenn Sie mit einem Partner trainieren, können Sie entweder beide die Einzelübung wählen oder gemeinsam die Partnerübung. Die folgenden Hinweise geben Ihnen genauere Informationen zu den maxxF-Partnerprogrammen.

Wichtige Tipps zu den maxxF-Partnerübungen

1. **maxxF-Partner bietet hocheffektive Partner-Krafttrainingsprogramme.** Die Programme beinhalten ausschließlich Partnerübungen. Es ist günstig, wenn die Partner in etwa gleich groß und gleich schwer sind. Die Übungen sind jedoch auch für Partner mit unterschiedlicher Körpergröße und unterschiedlichem Gewicht unproblematisch. Die Unterschiede werden durch Erschwerung bzw. Erleichterung der Übungen ausgeglichen, wie das Beispiel der Übung Partner-Liegestütz zeigt.

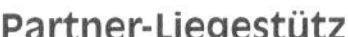
Partner-Liegestütz

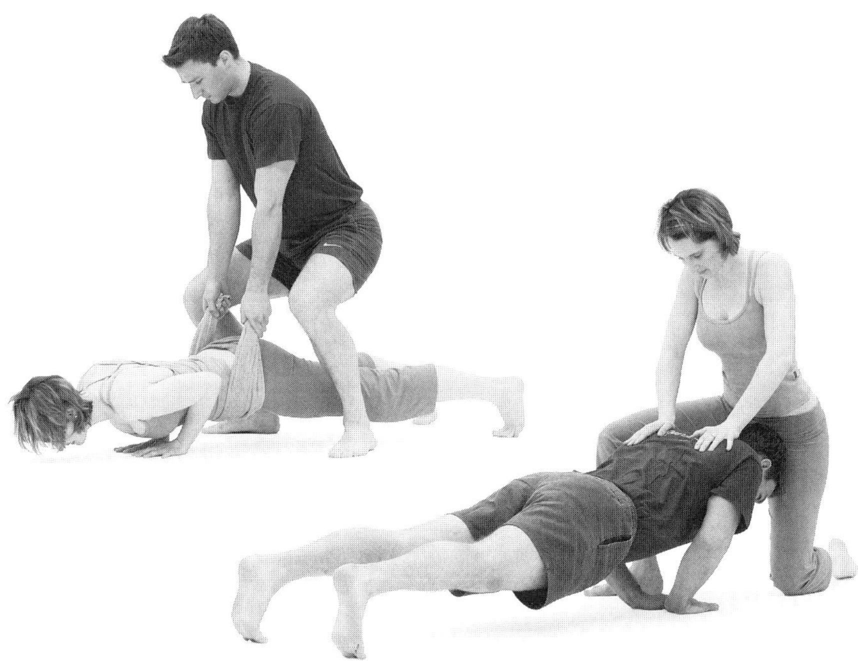

2. **maxxF-Partner hat Spaß-Charakter** und fördert die Kommunikation. Der Partner soll bei jeder Übung motiviert und angespornt werden. Die Programme können als Ergänzung, zur Abwechslung oder als Variation des Grundprogramms eingesetzt werden. maxxF-Partner kann auch als Partnerschaftsbörse oder Anti-Single-Programm dienen.

3. **Für alle Partnerübungen gelten die Tipps, die für die individuellen maxxF-Übungen wichtig sind**. Die Technik der Übungen des individuellen Basis-Programms ist eine Voraussetzung für eine risikolose und effektive Durchführung der maxxF-Partnerübungen.

4. Eine zweite wichtige Voraussetzung ist **das Beherrschen der Technik des korrekten Hebens**. Viele Übungen des maxxF-Partnerprogramms enthalten für einen Partner Hebeelemente. Die gesundheitlich wichtigen Muskelgruppen der Beine und des Rückens rücken dabei in den Mittelpunkt. Um eine Überlastung oder eine Verletzung des unteren Rückens zu vermeiden, ist das korrekte Heben unbedingt vorher zu erlernen.

Rudern mit dem toten Mann

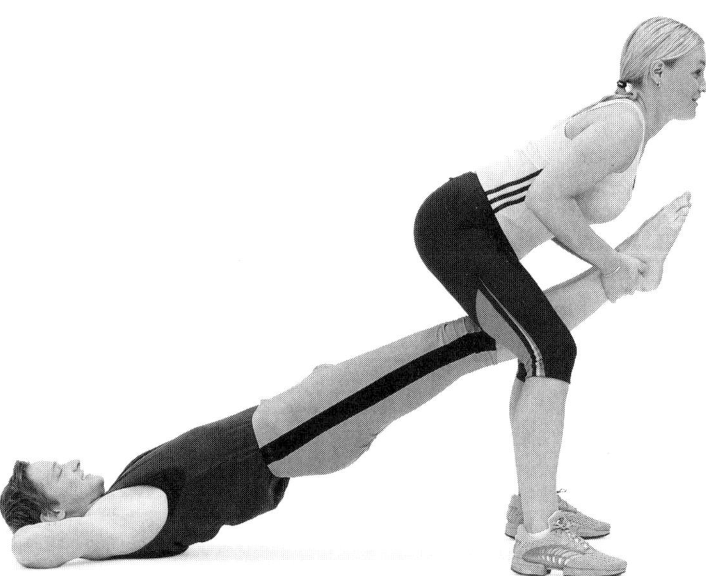

Die korrekte Hebetechnik

- Wählen Sie einen schulterbreiten oder etwas breiteren Stand mit paralleler oder leicht nach außen zeigender Fußstellung.
- Kippen Sie das Becken (Tendenz Hohlkreuz) und beugen Sie die Beine, wobei die Knie genau über den Füßen stehen. Eine korrekte Knie-Fußstellung (X-Beinstellung vermeiden, Knie leicht nach außen drücken) schont Ihre Kniegelenke.
- Senken Sie das Gesäß tief ab, «als ob Sie sich auf einen Stuhl setzen wollten», und halten Sie den Oberkörper möglichst aufrecht.
- Achten Sie darauf, dass sich beim Tiefgehen die Fersen nicht vom Boden lösen, sondern immer Gewicht auf den Fersen ruht.
- Beim Heben des Gewichts (Partner) strecken Sie beide Beine etwas und lassen den Oberkörper weiterhin aufrecht. Sie heben also mit den Beinen!
- Ein Handtuch, das Sie um das Becken oder den Rumpf des Partners legen, erleichtert Ihnen bei mehreren Übungen das Heben sehr.

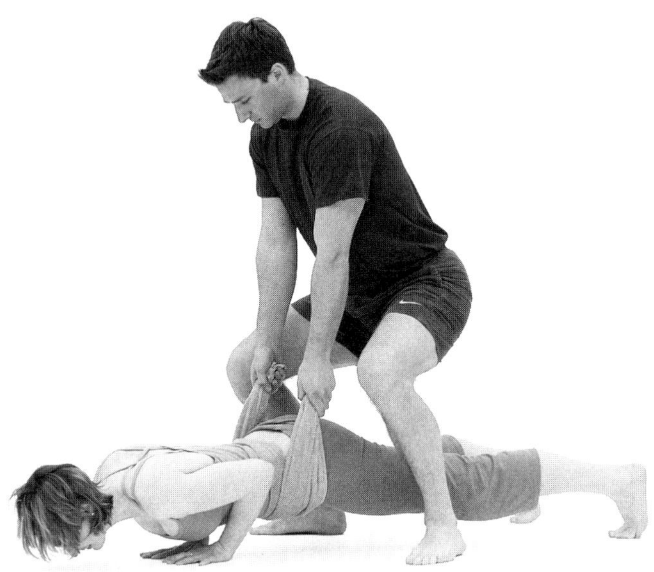

Wichtige Tipps zu den maxxF-Dehnübungen

1. **Dehnen verbessert** primär **die Gelenkbeweglichkeit** und ermöglicht es Ihnen, Bewegungen mit großer Bewegungsamplitude ausführen zu können.

2. **Eine optimale Kräftigung eines Muskels ist gleichzeitig eine aktive Dehnung für den Gegenspieler.** Dies gilt insbesondere, wenn die Kraftübung wie bei den meisten maxxF-Übungen mit Endkontraktionen ausgeführt wird. Das maxxF-Kraftprogramm ist also gleichzeitig ein aktives Dehnprogramm für alle wichtigen Muskelgruppen. So ist z. B. die Übung «Beinheben gestreckt» gleichzeitig eine optimale Kräftigung des geraden Schenkelmuskels und eine aktive Dehnung der Muskulatur der Oberschenkelrückseite.

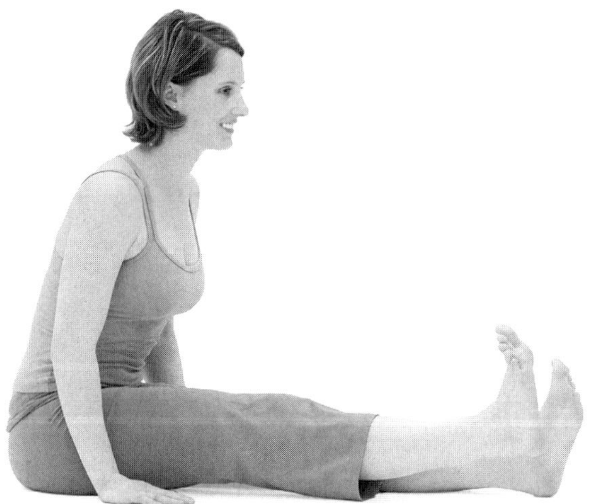

Beinheben gestreckt

3. **Dehnen nach jeder maxxF-Übung ist nicht notwendig.**
Aufgrund des dargestellten Zusammenhangs zwischen Kräftigung und Dehnung ist es nicht erforderlich, dass nach jeder maxxF-Kraftübung eine Dehnung des beanspruchten Muskels durchgeführt wird. Allerdings trainieren zahlreiche maxxF-Übungen mehrere große Muskelgruppen gleichzeitig und beanspruchen neben der Muskulatur auch das Herz-Kreis-

lauf-System erheblich. Die anschließend gegebenenfalls erforderliche Pause kann sehr gut mit einer sanften Dehnung des zuvor belasteten Muskels gefüllt werden. Dies fördert darüber hinaus die Entspannung des Muskels und wird von vielen Menschen als angenehm empfunden.

4. **Kurzfristige und langfristige Dehneffekte**
   Neuere Forschungsergebnisse belegen, dass bei intensivem Dehnen die kurzfristigen Effekte unmittelbar nach dem Dehnvorgang von den Effekten unterschieden werden müssen, die sich nach Langzeitdehnprogrammen mit gesonderten Dehn-Trainingseinheiten ergeben.
   - Messungen haben ergeben, dass Dehnen unmittelbar anschließend durchgeführte Maximal- und Schnellkraftleistungen negativ beeinflussen kann. Dieser negative Effekt ist über einen Zeitraum von ca. 15 Minuten nachweisbar. Im Aufwärmprogramm müssen Sportler dennoch keineswegs auf Dehnübungen verzichten. Durch anschließende Schnell- und Maximalkraftbewegungen (kurze Sprints, Sprünge, Einspielen, Einwerfen etc.) wird im Sport ein möglicher negativer Effekt des vorangegangenen Dehnens wieder aufgehoben und die sportliche Leistung nicht beeinträchtigt. Im Fitness-Training spielt die Maximalleistung ohnehin eine untergeordnete Rolle, und ein Aufwärmsatz kann mögliche negative Effekte des Dehnens ebenfalls kompensieren.
   - Ein intensives, gesondertes Dehntraining über längere Zeiträume führt zu Kraftsteigerungen, auch ohne begleitendes Krafttraining. Dehntraining ist also eine spezielle Form des Krafttrainings.

5. **Wir unterscheiden vier erfolgreiche Dehnmethoden**:
   - Die aktive Dehnung durch Anspannung des Antagonisten. Diese Methode wird beim maxxF-Kraftprogramm bereits umgesetzt, da bei jeder Kraftübung die antagonistische Muskulatur gedehnt wird (vgl. Punkt 2).
   - Die Anspannung-Entspannung-Dehnung. Diese häufig in der Physiotherapie eingesetzte Methode lässt sich am leichtesten unter Anleitung erlernen.
   - Die statische Dauerdehnung
   - Die dynamische wiederholte Dehnung

Für Ihr Dehntraining bieten sich zunächst die leicht umsetzbaren Dehnmethoden der Dauerdehnung und der wiederholten Dehnung an. Beachten Sie dabei folgende Hinweise:

- Nehmen Sie die jeweils beschriebene Dehnposition ein, sodass Sie eine deutliche, angenehme Dehnspannung spüren.
- Für ein entspanntes Dehnen, z. B. als Cool-down nach dem maxxF-Training, ist diese geringe Intensität völlig ausreichend. Wenn Sie das Dehnprogramm als gesonderte Einheit durchführen mit dem Ziel der Verbesserung Ihrer Gelenkbeweglichkeit und Ihrer Kraft, müssen Sie die Dehnung deutlich intensiveren, bis Sie eine sehr starke Dehnspannung spüren.
- Bei der statischen Dauerdehnung halten Sie die Dehnposition ca. 15 – 20 Sekunden; anschließend verstärken Sie die Dehnspannung und halten diese wiederum 15 – 20 Sekunden aufrecht, bevor Sie den Dehnvorgang abbrechen.
- Bei der wiederholten Dehnung führen Sie etwa im Einsekundentakt kleine, ruhige Dehnbewegungen aus, bei denen Sie jeweils die Dehnspannung kurzzeitig intensivieren.
- Entspannen Sie beim Dehnvorgang bewusst den gedehnten Muskel und betonen Sie die Ausatmung, weil Sie dadurch automatisch die Entspannung des Muskels verbessern und die Dehnung unterstützen.
- Dehnen Sie immer beide Körperseiten.
- Dehnen Sie verletzte Muskeln grundsätzlich nicht.

DIE MAXXF-EINZEL-, -PARTNER- UND -DEHNÜBUNGEN

KÄFER-CRUNCH

Training für: **Bauchmuskulatur**

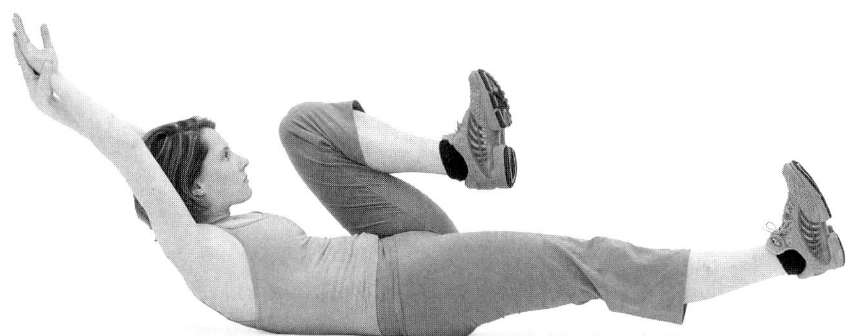

Besonderheiten

- Die Übung kräftigt die gesamte Bauchmuskulatur sehr intensiv, weil sie die Vorteile der Übungen «Käfer» und «Beinheben» kombiniert.
- Die Intensität des Bauchmuskeltrainings wird durch mehrere Faktoren verstärkt. Zum einen durch die langen Hebel der nach hinten gestreckten Arme und des gestreckten Beins. Zum anderen durch die Kombination von Einrollen des Rumpfes und Aufrichten des Beckens. Die Bauchmuskulatur muss gegen den Becken kippenden Hüftbeugereinsatz arbeiten, der durch das schwebend gehaltene, gestreckte Bein zustande kommt.
- Eine unfunktionelle Rückenbelastung ist in keinem Fall gegeben, weil die Beckenposition durch das angezogene Bein immer aufgerichtet bleibt und eine verstärkte Lendenlordosierung (Hohlkreuz) ausgeschlossen ist.

Varianten

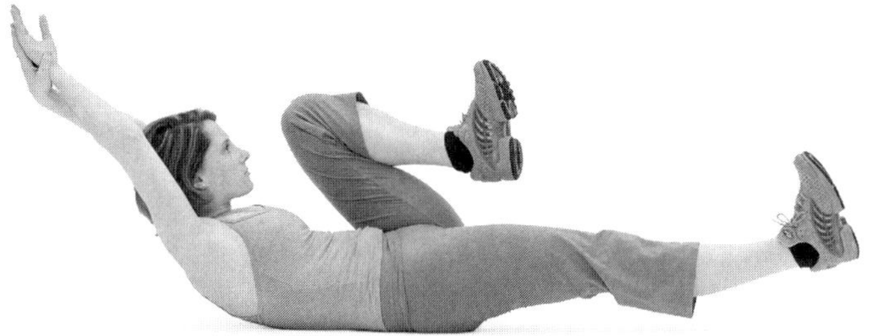

Arme lang nach hinten, mit Endkontraktionen

Arme lang nach hinten, komplette Bewegungsamplitude

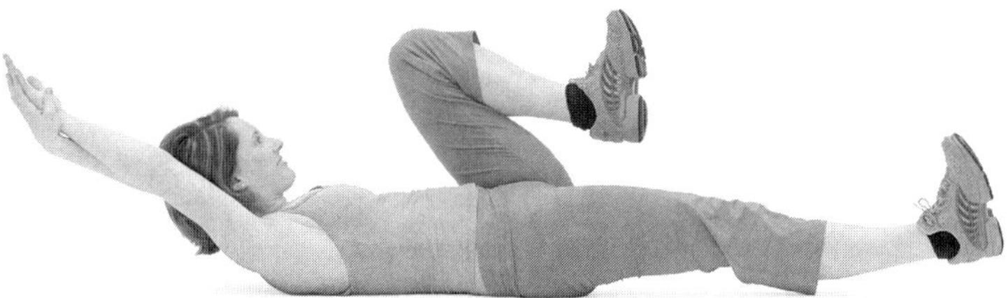

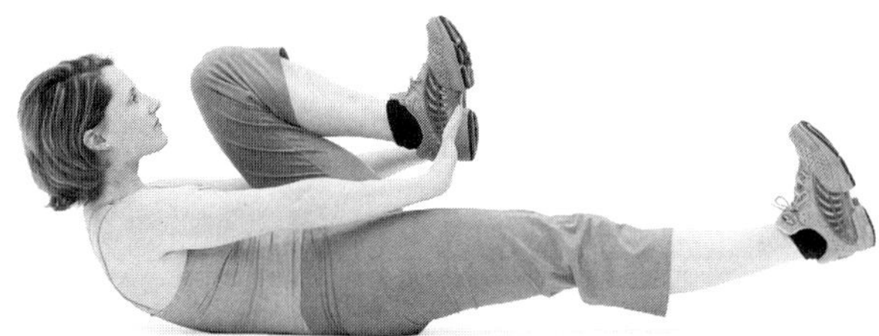

Arme lang nach vorne, mit Endkontraktionen

Arme lang nach vorne, komplette Bewegungsamplitude

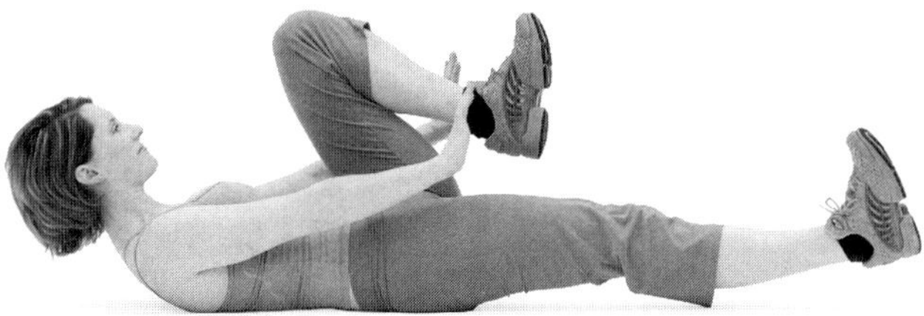

Übungsausführung

- Ziehen Sie ein Bein gebeugt maximal zur Brust und halten Sie das andere flach über dem Boden schwebend.
- Die Arme werden bei den beiden intensiven Varianten 1 und 2 in Verlängerung des Rumpfes lang nach hinten gestreckt. Bei den Varianten 3 und 4 strecken Sie die Arme nach vorne, als ob Sie einen Gegenstand wegschieben wollen.
- Sie heben nun den Rumpf maximal an (einrollen) und richten den Blick schräg nach vorne oben. Die Beine werden langsam wechselseitig gebeugt und gestreckt. Die Position mit langem Bein können Sie jeweils ca. 10 Sekunden statisch halten, bevor Sie einen Beinwechsel durchführen.
- Die Veränderung der Belastungsintensität erfolgt durch den Einsatz von Endkontraktionen (hohe Intensität, Varianten 1 und 3) im Vergleich zur kompletten Bewegungsamplitude (geringere Intensität, Varianten 2 und 4) sowie Armhaltung nach hinten (hohe Intensität, Varianten 1 und 2) versus nach vorne (geringere Intensität, Variante 3 und 4).

Häufige Fehler	Korrektur
Zu geringe Crunchhöhe	Crunchbewegung betonen oder eine leichtere Variante wählen
Der Kopf wird maximal nach vorne gebeugt	Den Blick schräg nach oben richten
Senken des an die Brust gezogenen Beines	Das gebeugte Bein aktiv zur Brust ziehen
Pressatmung	Hörbares Ausatmen beim Heben des Rumpfes bzw. verkürztes Ausatmen bei jeder Endkontraktion

maxxF-Partner: Double-Crunch

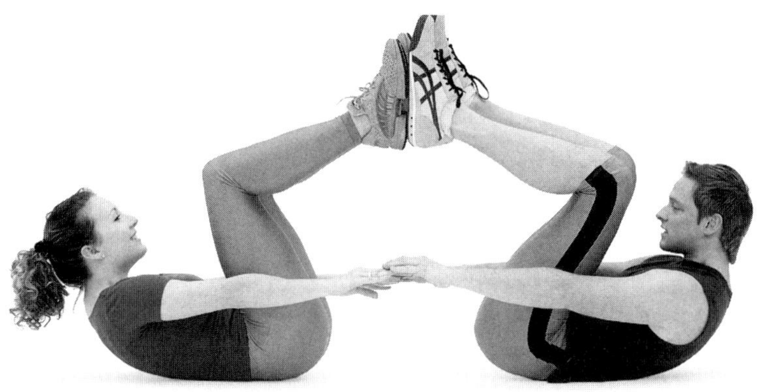

- Wählen Sie in Rücklage mit Ihrem Partner eine so enge Ausgangsstellung Fußsohlen an Fußsohlen, dass die Fingerspitzen des Partners bei beiderseitig maximalem Crunch berührt werden können.
- Beide Partner versuchen den Fingerkontakt während der gesamten Übungszeit aufrechtzuerhalten.
- Wenn der Fingerkontakt verloren geht, versuchen beide Partner ihn durch verstärktes Aufbäumen und Endkontraktionen wiederherzustellen.
- Achten Sie auf korrekte technische Ausführung des Crunch. Der Winkel im Hüftgelenk ist etwas kleiner als 90°, der Blick ist schräg nach oben gerichtet (das Kinn wird nicht an die Brust gezogen), die Arme werden waagerecht nach vorne gestreckt. Bei jedem Impuls wird ausgeatmet.

Dehnung der Bauchmuskulatur: Körperstreckung

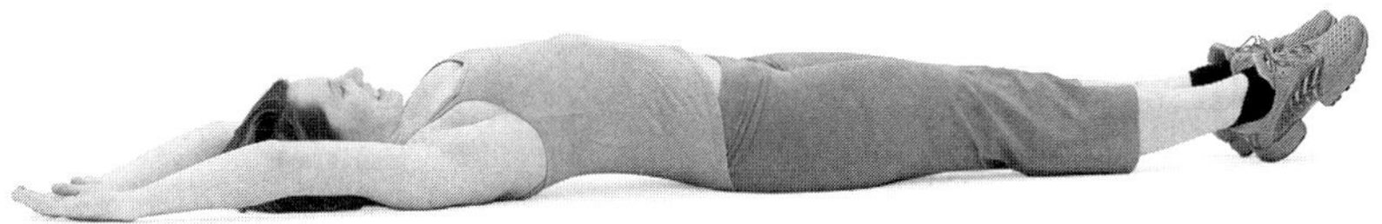

Bauchmuskeldehnung durch Körperstreckung

- Strecken Sie die Arme und Beine, so weit Sie können, und ziehen Sie den Körper in die Länge.
- Ziehen Sie das Kinn an die Brust (leichtes Doppelkinn). Strecken Sie auch Schulter-, Ellbogen- und Sprunggelenke maximal.
- Die Verlängerungsdehnung ist im Bauch, in der Brust, den Schultern, im Rücken, in den Armen, den Schienbeinen, den Fußgelenken und den Fußrücken zu spüren.
- Betonen Sie die Ausatmung, indem Sie tief und lange ausatmen.
- Wählen Sie die Methode der sanften Dauerdehnung.

Seitlicher Unterarmstütz

Training für: **Abduktoren, schräge und seitliche Bauchmuskulatur**

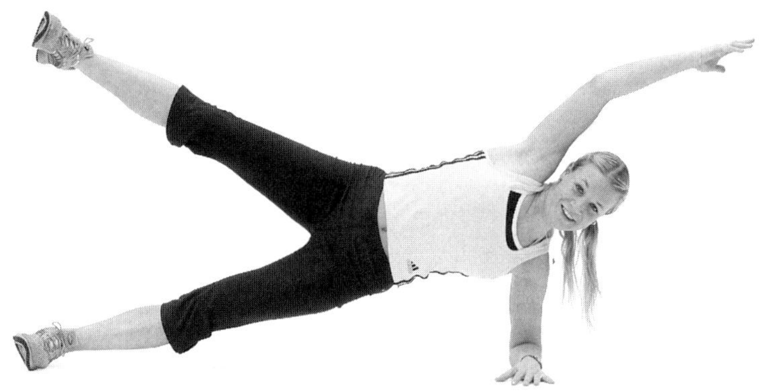

Besonderheiten

- Die Übung ist eine sehr effektive Komplexübung für die Abduktoren sowie die schräge und seitliche Bauchmuskulatur der unten liegenden Körperseite. Darüber hinaus beansprucht das Halten des Gleichgewichts und der Körperspannung zahlreiche Muskeln, die als Stabilisatoren arbeiten. Aufgrund der intensiven Rumpfstabilisierung ist die Übung gleichzeitig sehr wirkungsvoll, um Rückenbeschwerden vorzubeugen oder zu lindern.
- Die Übung mit abgehobenem oberen Bein kräftigt die rechte und die linke Abduktorengruppe gleichzeitig. Das abgespreizte obere Bein wird durch dynamische Endkontraktionen, das Stützbein durch starke statische Stabilisierungsarbeit beansprucht. Dies bemerkt der Übende sofort nach dem Seitenwechsel, weil dann bereits beide Abduktorengruppen vorermüdet sind und das Training der anderen Seite deshalb schwerer fällt.

Varianten

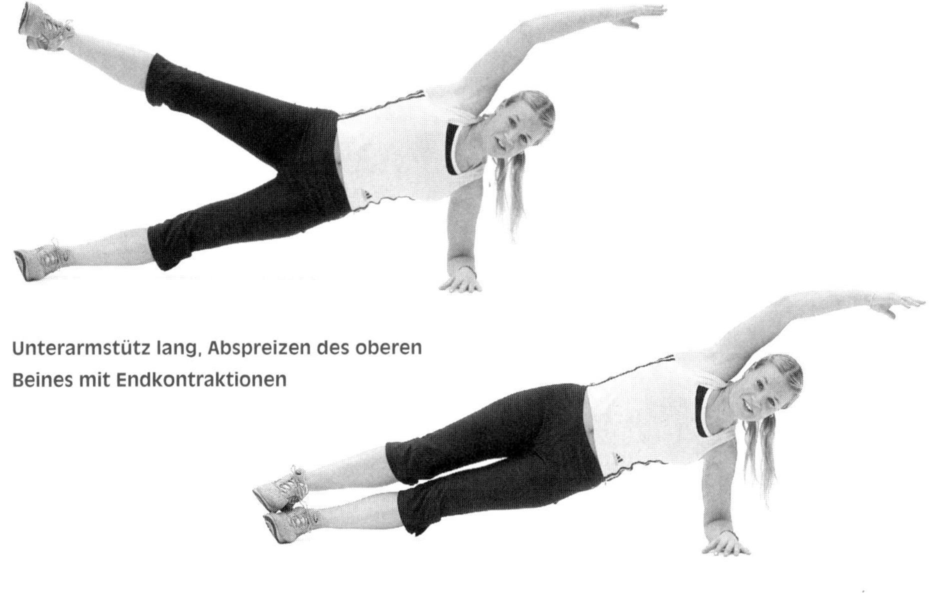

Unterarmstütz lang, Abspreizen des oberen Beines mit Endkontraktionen

Unterarmstütz lang, beidbeinig

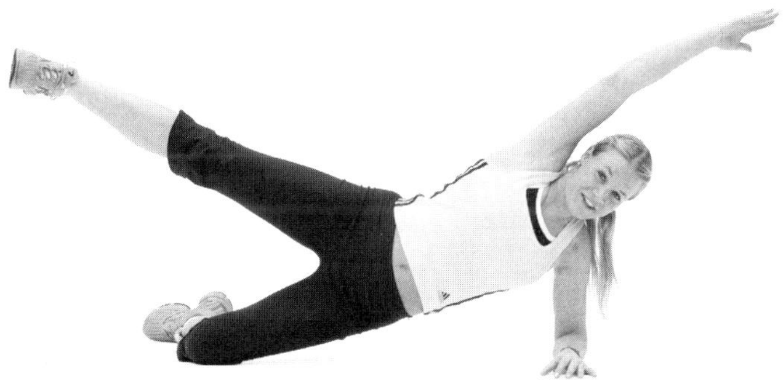

Unterarmstütz kurz, Kniestütz, Stützbein gebeugt, Spielbein abgespreizt mit Endkontraktionen

Übungsausführung

- Heben Sie den Körper seitlich in den Unterarmstütz. Treten Sie dabei mit dem Schuhaußenrand aktiv in den Boden; dadurch erleichtern Sie die Stabilisierung des Körpers und entlasten das Außenband des Kniegelenks.
- Heben Sie den gesamten Rumpf und die Beine an; der Boden wird nur vom Unterarm und von den Füßen berührt.

- Bauen Sie eine Ganzkörperspannung auf; strecken Sie die Knie- und Hüftgelenke sowie den freien Arm über Kopf, sodass der Körper eine gerade Linie bildet.
- Setzen Sie den Unterarm quer zur Körperachse auf, drücken Sie die Schulter aktiv nach unten und nehmen Sie eine hohe Stützposition ein.
- Halten Sie die Körperspannung aufrecht; spreizen Sie das freie Bein maximal ab und führen Sie kleine Endkontraktionen nach oben durch.
- Zur Reduzierung der Belastung lassen Sie zunächst die Endkontraktionen weg, dann senken Sie das abgespreizte Bein und stützen sich mit beiden Beinen ab; schließlich können Sie den Hebel verkürzen, indem Sie das Stützbein beugen.

Häufige Fehler	Korrektur
Mangelnde Körperspannung, Hüfte hängt durch	Körperspannung aufbauen
Gleichgewichtsprobleme	mit der freien Hand vor dem Körper stützen
Hüftknick	Körperstreckung kontrollieren, Körperspannung erhöhen
Pressatmung	hörbar ausatmen, z. B. bei jeder Endkontraktion

maxxF-Partner: Double-X

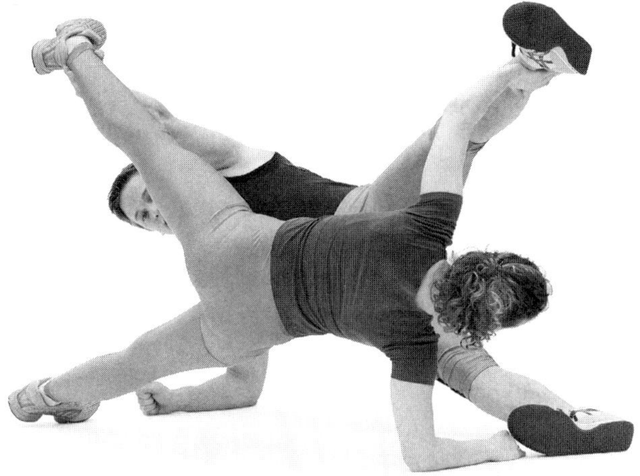

Double-X erleichtert

Double-X erschwert

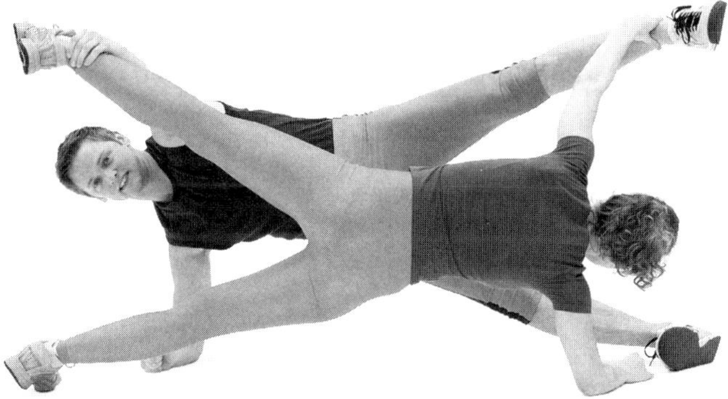

- Wählen Sie die Positionen in Gegenüberstellung so, dass der Unterschenkel des Partners oberhalb des Knöchels mit gestrecktem Arm gegriffen werden kann.
- Die Handfassung macht die Double-X-Position stabiler und erleichtert das Halten des Gleichgewichts.
- Das abgespreizte Bein kann durch Partnergriff gehalten, durch Anheben erleichtert (Variante 1) oder durch Partnerdruck erschwert werden (Variante 2).

Komplexdehnung für Abduktoren und schräge Bauchmuskulatur

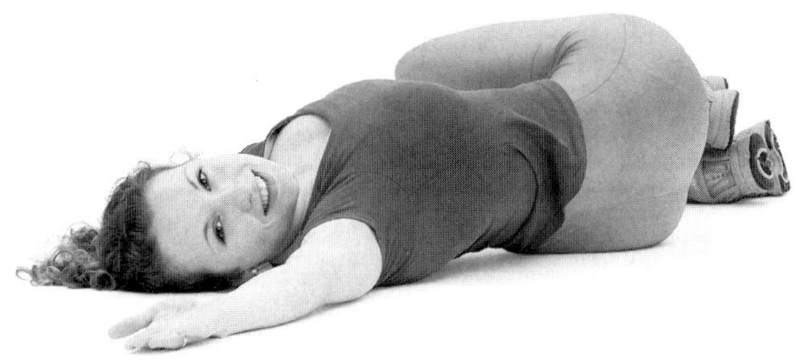

Dehnung der Abduktoren und der schrägen Bauchmuskulatur

- Ziehen Sie in der Rückenlage beide Beine an.
- Legen Sie nun die gebeugten Beine seitlich ab. Der Gegenarm zieht gestreckt nach oben, der Blick folgt.
- Der freie Arm drückt die Knie zum Boden, falls notwendig.
- Unterstützen Sie die Dehnung durch die Betonung und Verlängerung der Ausatmung.
- Es bietet sich die Methode der sanften Dauerdehnung an.

Beckenlift

Training für: **Muskulatur der Oberschenkelrückseite, unterer Rücken, Gesäßmuskulatur**

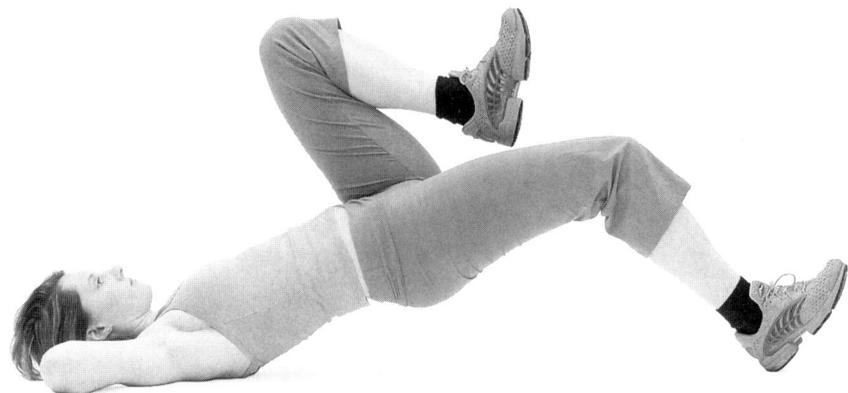

Besonderheiten

- Der Beckenlift ist eine hocheffektive Übung zur Kräftigung der Muskulatur der Oberschenkelrückseite, weil alle drei anatomischen Funktionen dieser Muskelgruppe umgesetzt werden, das Strecken des Hüftgelenks, das Beugen des Kniegelenks (isometrische Kontraktion) und das Aufrichten des Beckens.
- Die Übung ist eine Komplexübung, bei der zusätzlich die Gesäßmuskulatur und der untere Rücken trainiert werden.

Varianten

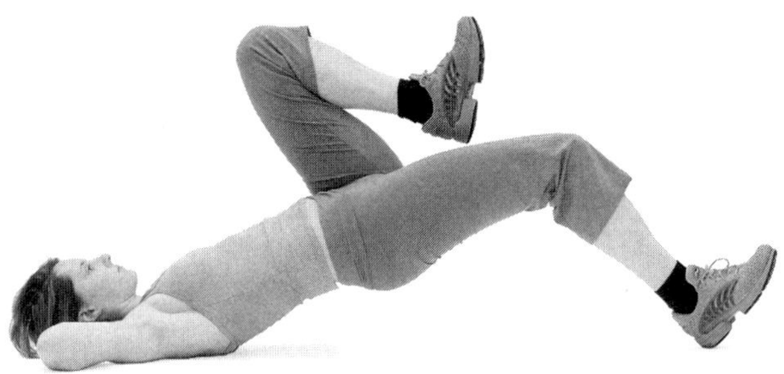

Beckenlift einbeinig mit großem Kniegelenkwinkel, mit Fersenzug und Endkontraktionen

Beckenlift einbeinig mit kleinem Kniegelenkwinkel mit Fersenzug

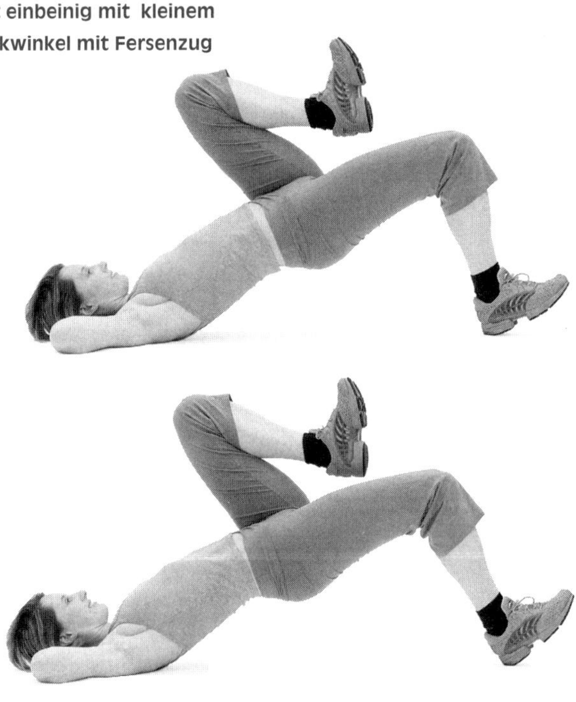

Beckenlift einbeinig, ohne Fersenzug

Beckenlift beidbeinig

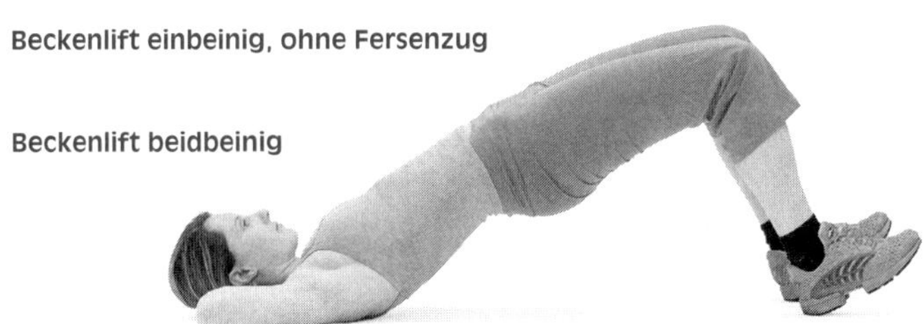

Übungsausführung

- Ziehen Sie in Rückenlage ein Bein maximal zur Brust, setzen Sie das andere Bein mit der Ferse auf und ziehen Sie die Fußspitze an. Die Hände liegen hinter dem Kopf.
- Heben Sie das Becken an, so hoch Sie können.
- Eine Intensivierung der Übung kann durch folgende Maßnahmen erfolgen:
  - Je weiter die Ferse weggestreckt wird (größerer Kniegelenkwinkel), desto intensiver.
  - Je stärker der Fersenzug in Richtung Gesäß eingesetzt wird, desto intensiver.
  - Je kräftiger die Endkontraktionen durchgeführt werden, desto intensiver.
  - Je höher das Becken angehoben wird, desto intensiver.
  - Je besser die Faktoren Fersenzug, Endkontraktionen, Becken anheben und freies Knie zur Brust ziehen miteinander kombiniert werden, desto intensiver.
- Bei jeder Endkontraktion wird ausgeatmet.

Häufige Fehler	Korrektur
Das Becken sinkt, sobald der Fersenzug eingesetzt wird	Lernen Sie die Koordination von Fersenzug, Anheben des Beckens und Zur-Brust-Ziehen des freien Beins
Das Becken wird nicht maximal angehoben	Betonen Sie zunächst das maximale Anheben des Beckens mit Endkontraktionen ohne Fersenzug

TIPP Durch den Fersenzug kann es in unaufgewärmtem Zustand zum Muskelkrampf in der Muskulatur der Oberschenkelrückseite kommen. Führen Sie deshalb zu Beginn einige weniger intensive Wiederholungen der Varianten 3 oder 4 aus, bevor Sie sich an die hochintensiven Varianten 1 und 2 heranwagen.

maxxF-Partner: Beckenlift gegen den Partnerdruck

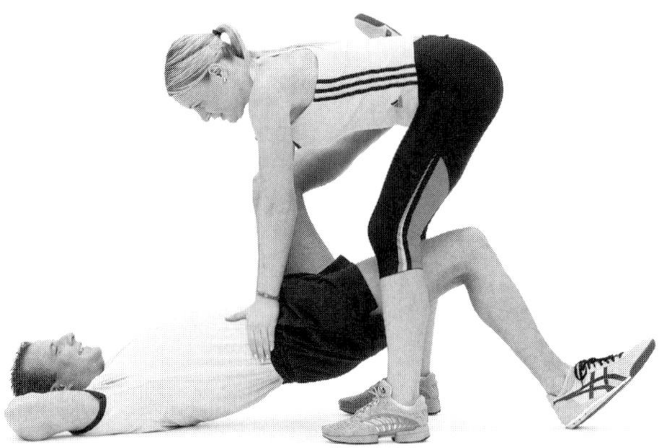

Beckenlift einbeinig gegen den Partnerdruck

Beckenlift beidbeinig gegen den Partnerdruck

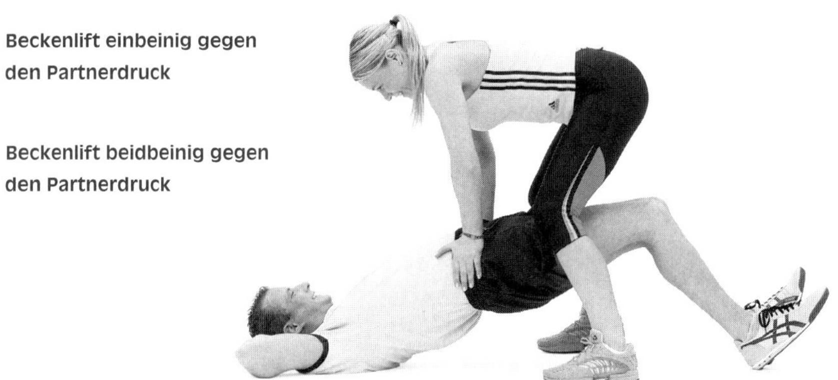

- Der Partner erschwert das Anheben des Beckens durch Druck auf die Hüftknochen des Übenden. Es darf nur so viel Druck ausgeübt werden, dass eine vollständige (Über-)Streckung des Hüftgelenks möglich ist.
- Die einbeinige Variante (Variante 1) setzt ein höheres Kraftniveau des Übenden voraus; die beidbeinige Variante (Variante 2) erlaubt einen stärkeren Partnerdruck.
- Bei fortschreitender Muskelermüdung wird der Partnerdruck kontinuierlich reduziert.
- Mit zusätzlichem Fersenzug kann die Übung wesentlich intensiviert werden.

Dehnung: Bein-Zug

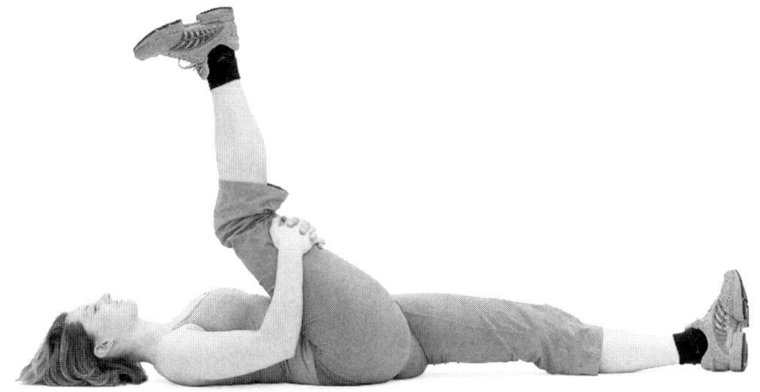

Dehnen der Muskulatur der Oberschenkelrückseite

Bein-Zug für bewegliche Personen

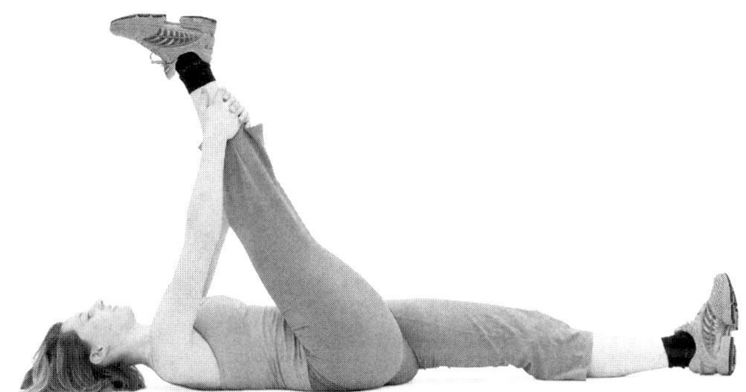

- Ziehen Sie in Rückenlage den Oberschenkel des gebeugten Beines zur Brust und fixieren ihn dort mit den Händen.
- Strecken Sie das Kniegelenk aktiv und spüren Sie die Dehnung in der Muskulatur der Oberschenkelrückseite.
- Bei guter Beweglichkeit ziehen Sie das gestreckte Bein mit beiden Händen zum Körper (Variante 2).
- Sie können die Methoden der Dauerdehnung oder der wiederholten Dehnung einsetzen.

Reverse Flys lang

Training für: **Muskulatur des oberen Rückens**

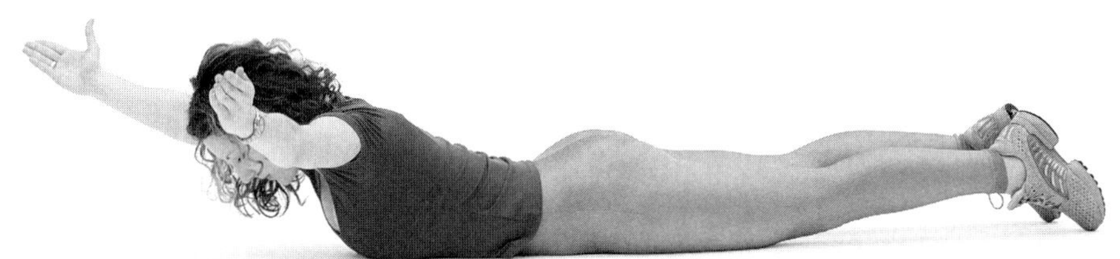

Besonderheiten

- Diese Komplexübung ist die effektivste Übung ohne Geräte für den gesamten oberen Rücken, insbesondere für den unteren und mittleren Teil des Kapuzenmuskels, den Deltamuskel, den Rückenstrecker im Bereich der Brustwirbelsäule und die Rautenmuskeln.
- Der obere Rücken stellt für viele Personen mit sitzender Tätigkeit eine besondere Schwachstelle dar. Die Muskulatur des oberen Rückens ist häufig abgeschwächt und bedarf intensiver Kräftigung (vgl. auch Übung 10, Reverse Flys kurz).

Varianten

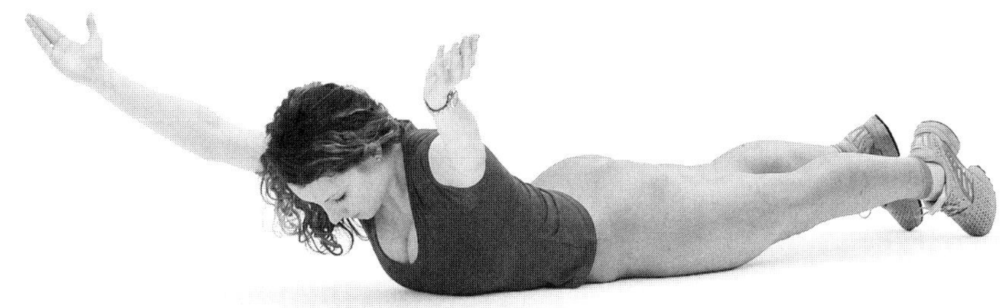

Reverse Flys lang mit Endkontraktionen

Reverse Flys lang, dynamisch, größere Bewegungsamplitude

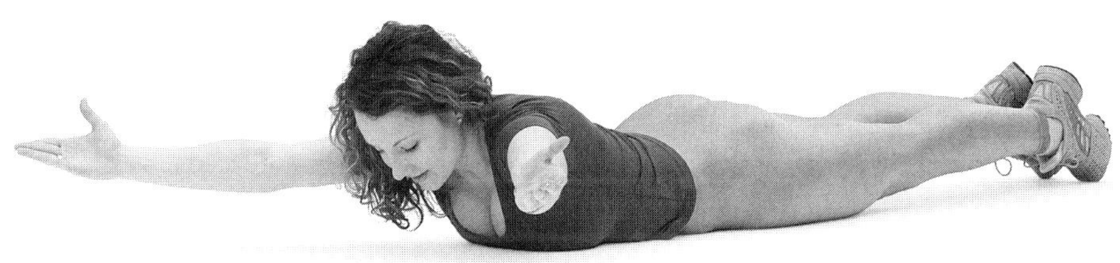

Übungsausführung

- Heben Sie in Bauchlage die gestreckten, außenrotierten Arme vor-hoch an. Die Daumen zeigen nach oben, die Handrücken nach außen, der Winkel zwischen Oberarm und Rumpf beträgt ca. 135°.
- Der Kopf wird in Verlängerung der Wirbelsäule flach über dem Boden schwebend gehalten. Der Blick ist nach unten gerichtet.
- Die Bewegung erfolgt nur im Schultergelenk, der Oberkörper bleibt liegen und wird nicht angehoben. Die Schulterblätter werden zur Wirbelsäule gezogen.

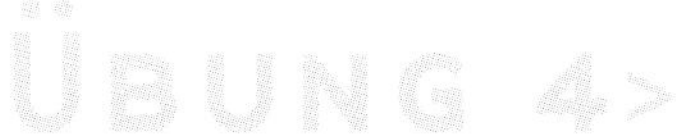

- Die Intensität kann durch ein maximales Anheben der Arme mit Endkontraktionen (Variante 1) verstärkt bzw. durch eine dynamische Ausführung mit größerer Bewegungsamplitude verringert werden.
- Beim Anheben der Arme wird ausgeatmet.

Häufige Fehler	Korrektur
Die Arme werden immer stärker gebeugt	Das Strecken der Arme betonen, auch bei muskulärer Ermüdung
Oberkörper und Kopf werden angehoben	Die Bewegung erfolgt nur in den Schultergelenken, der Oberkörper bewegt sich nicht
Pressatmung	Beim Anheben der Arme kräftig ausatmen

TIPP Die Übung Reverse Flys lang hat sich in Untersuchungen der Uni Bayreuth als die effektivste Komplexübung für die gesamte Muskulatur des oberen Rückens erwiesen.

maxxF-Partner: Großer Adler

- Der Übende sitzt aufrecht am Boden und hebt die gestreckten, außenrotierten Arme vor-hoch an.
- Der Partner stabilisiert den Rücken des Übenden im Stand mit einem Bein. Der Stützfuß wird seitlich gestellt.
- Der Trainierende drückt die gestreckten Arme maximal rück-hoch gegen den kontinuierlichen Partnerwiderstand, den dieser von hinten gegen die Unterarme ausübt.
- Der Übende führt die Arme so weit wie möglich nach hinten; er «wird stolz» und zieht die Schulterblätter zur Wirbelsäule.
- Der Partner drückt die Arme des Übenden gegen dessen bremsenden Widerstand nach vorne, sodass eine Reverse-Fly-Bewegung mit größerer Bewegungsamplitude entsteht.

Häufige Fehler	Korrektur
Die Arme werden vom Partner vorzeitig blockiert	Der Partner muss den Gegendruck in der Endphase der Bewegung reduzieren und den Übenden zum Ausnutzen der Bewegungsamplitude auffordern
Der Übende hält den Krafteinsatz nicht kontinuierlich aufrecht, häufig im nachgebenden Teil der Bewegung	Der Partner gibt kontinuierlich Widerstand und fordert zu andauerndem Gegendruck auf

Dehnung der Muskulatur des oberen Rückens: Umarmung

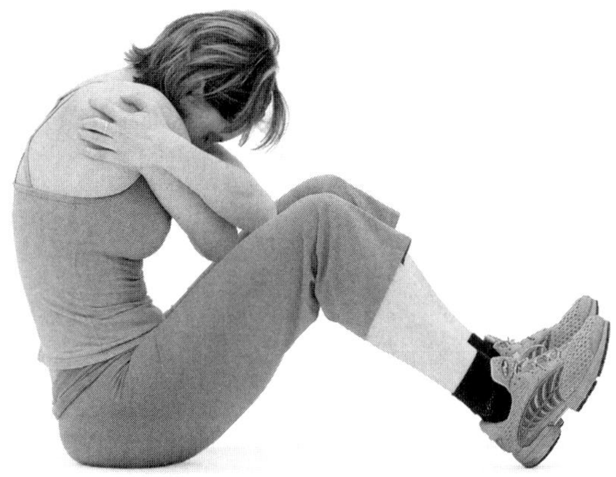

Dehnung der Muskulatur des oberen Rückens

- Kreuzen Sie im Sitz beide Arme vor der Brust und «umarmen» Sie sich selbst, so weit Sie mit den Händen reichen können.
- Machen Sie dabei den oberen Rücken ganz rund und atmen Sie betont aus.
- Wenden Sie die Methode der Dauerdehnung an.

Liegestütz

Training für: **Großer Brustmuskel, Trizeps, Deltamuskel, vorderer Anteil**

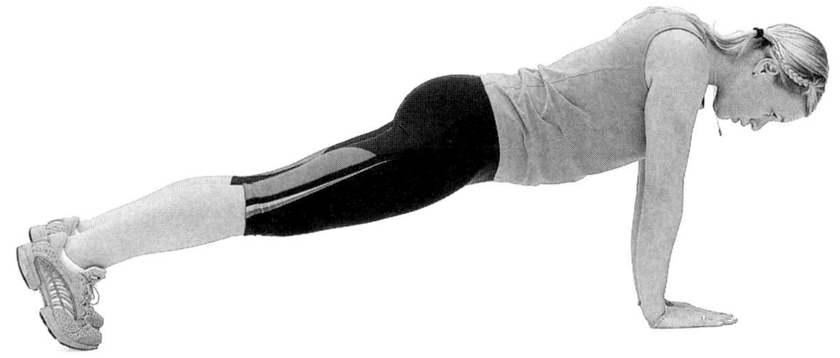

Besonderheiten

- Die Übung Liegestütz ist eine sehr gute Komplexübung, bei der vor allem der große Brustmuskel, der Trizeps und der vordere Teil des Deltamuskels intensiv trainiert werden.
- Die Intensität der Übung hängt in hohem Maß vom Körpergewicht des Übenden ab. Für Personen mit einem höheren Körpergewicht und für die meisten Frauen stellt der maxxF-Langliegestütz eine sehr (zu!) hohe Belastung dar, sodass leichtere Varianten des Liegestützes gewählt werden müssen.
- Die intensivste und effektivste Ausführung aller Liegestützvarianten ist bei maximal enger Handstellung und körpernaher Oberarmführung gewährleistet. Diese Technik sollte bei allen maxxF-Liegestütz-Varianten beibehalten werden, um die besten Erfolge zu erzielen.
- Beim Strecken der Arme wird ausgeatmet.

Varianten

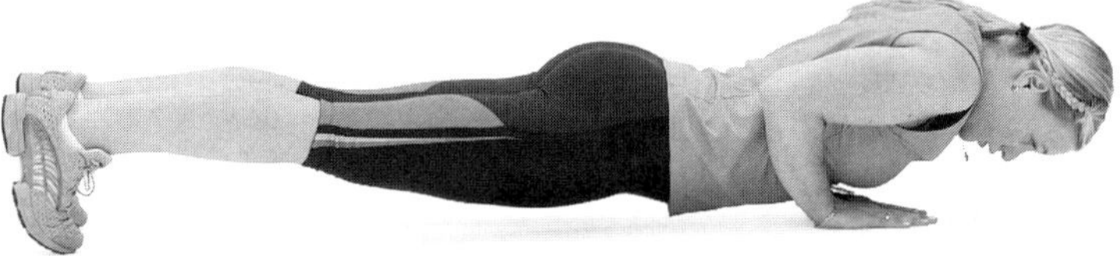

Liegestütz lang

Knieliegestütz lang

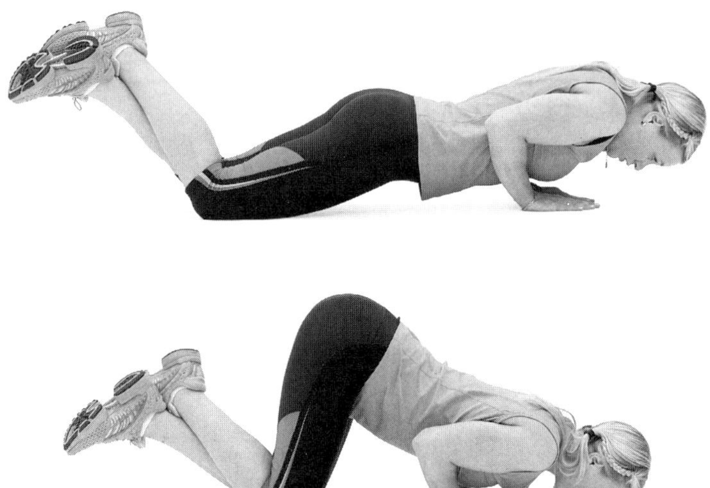

Knieliegestütz, Hüftgelenk leicht gebeugt

Knieliegestütz, Hüftgelenk stark gebeugt

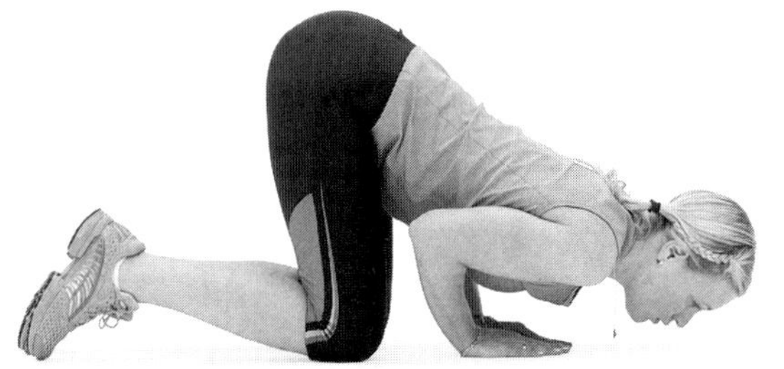

Übungsausführung

- Nehmen Sie eine enge Handstellung ein, bei der beide Daumen parallel liegen und sich berühren. Die Finger zeigen gerade nach vorne.
- Halten Sie den Rumpf und den Kopf in einer geraden Linie (Körperspannung) und richten Sie den Blick vor die Hände.
- Beugen und strecken Sie die Arme. Die Nasenspitze berührt den Boden etwa 15 cm vor den Fingerspitzen. Die Armführung erfolgt eng am Körper, sodass die Oberarme den Rumpf berühren.
- Falls Schmerzen im Handgelenk auftreten, kann der Stütz auf den Fäusten ausgeführt werden. Dabei zeigen die Handrücken nach außen.

Häufige Fehler	Korrektur
Ungenügende Körperspannung, der Bauch hängt durch, oder der Po ist angehoben	Körperspannung aufbauen, «wie ein Brett»
Die Ellbogen gehen vom Körper weg und zeigen schräg nach außen	Oberarmführung eng am Körper
Die Nase senkt sich auf die Hände	Den Körper nach vorne schieben, die Nase berührt den Boden 15 cm vor den Händen
Der Kopf wird nach unten zum Boden gereckt	Den Kopf in Verlängerung der Wirbelsäule halten
Technisch mangelhafte Ausführung wegen zu schwerer Liegestützvariante	Eine leichtere, angemessene Übungsvariante wählen

maxxF-Partner: Liegestütz mit Partner Varianten

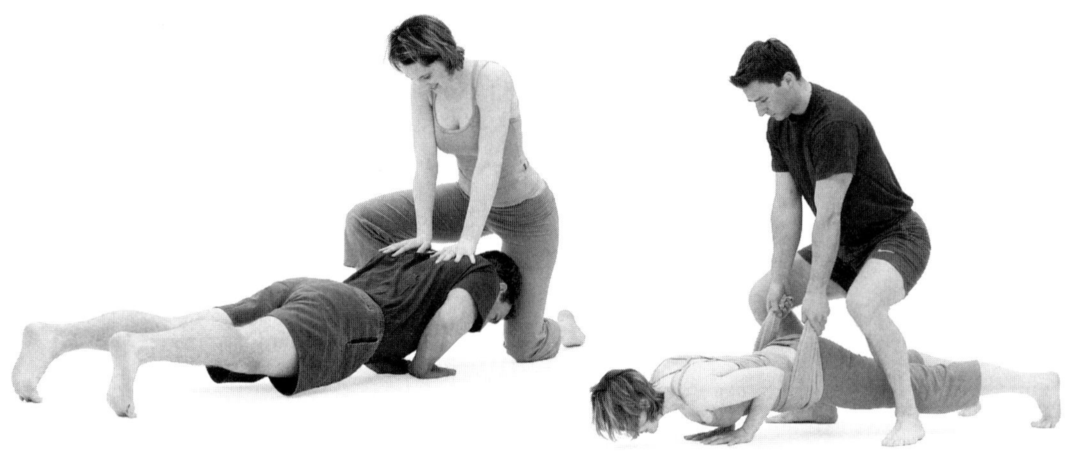

Liegestütz lang mit Partnerdruck

Liegestütz lang mit Partnerhilfe

Knieliegestütz mit Partnerdruck

Knieliegestütz mit Partnerhilfe

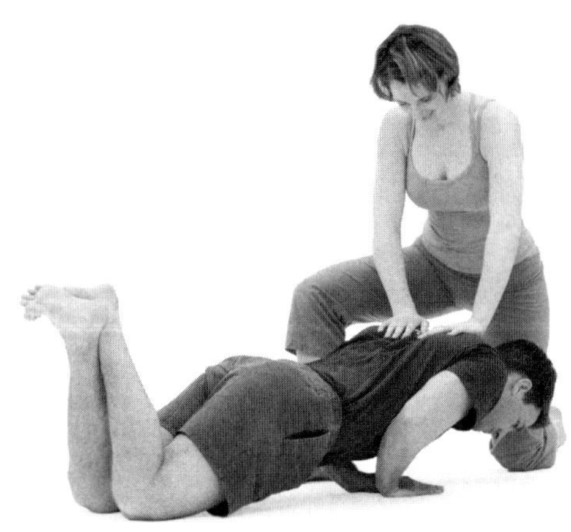

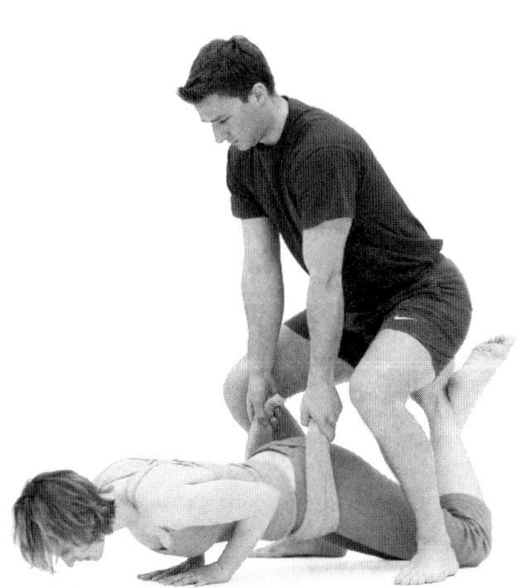

- Zunächst muss die technisch korrekte Ausführung des maxxF-Liegestütz erlernt werden.
- Der Partner kniet bei den Varianten 1 und 3 im Ausfallschritt- Kniestand vor dem Kopf des Übenden und erschwert die Liegestütze durch zusätzlichen Druck auf die Schultern. Dies ist nur bei leistungsstarken Personen

sinnvoll. Im Verlauf des Satzes wird der Druck immer weiter reduziert und schließlich weggelassen.

- Bei den Varianten 2 und 4 verringert der Partner das Gewicht des Übenden durch Zug an einem Handtuch, das auf Höhe der Beckenknochen um die Hüfte des Trainierenden gelegt wird. Alternativ kann der Partner den Übenden durch Anheben des Oberkörpers an den Schultern unterstützen.
- **Vorsicht!** Der Partner muss zunächst die Technik des korrekten Hebens mit geradem Rücken (Tendenz Hohlkreuz) erlernen. Bei falscher Hebetechnik mit rundem Rücken besteht Verletzungsgefahr für den unteren Rücken.

Variante für (verliebte) Athleten:

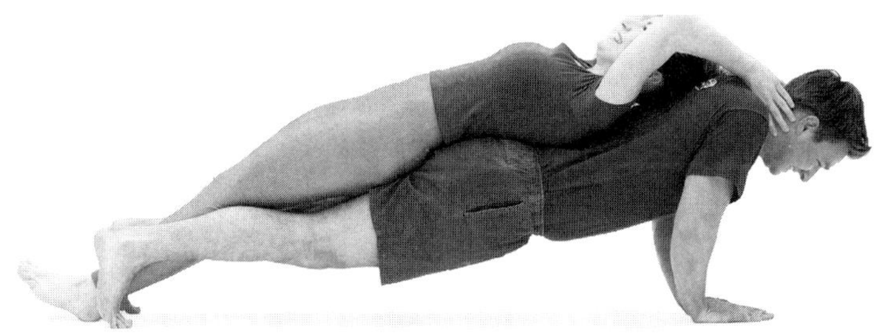

Dehnung des großen Brustmuskels: Brustmuskeldehnung in Bauchlage

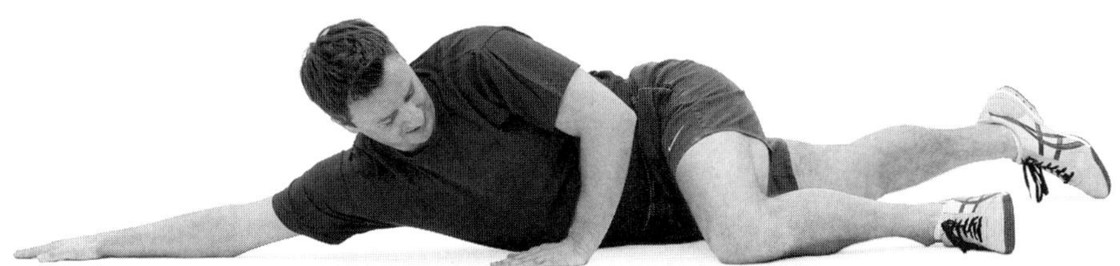

Dehnen des großen Brustmuskels, Dehnposition

- Legen Sie in Bauchlage die gebeugten Arme in der Stellung «Hände hoch» ab.
- Drehen Sie sich nun langsam auf die Seite, wobei Sie sich mit der freien Hand vor dem Körper abstützen.
- Spüren Sie die Dehnung in der Brustmuskulatur des liegenden Armes. Sie können die Intensität der Dehnung durch ein weiteres oder geringeres Öffnen des Körpers dosieren.
- Führen Sie die Übung auch für den anderen Arm aus.

Bodenrudern

Training für: **Breiter Rückenmuskel**

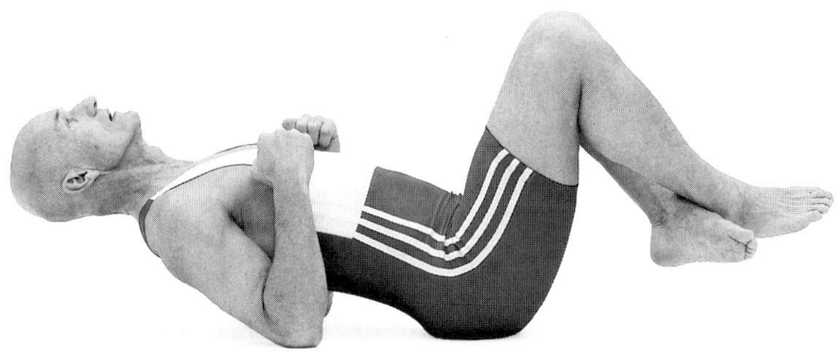

Besonderheiten

- Das Boden- oder Lat-Rudern (M. latissimus dorsi = breiter Rückenmuskel) ist von allen Übungen mit und ohne Gerät mit großem Abstand die absolute Topübung für den breiten Rückenmuskel.
- Die Übung Bodenrudern mit dem eigenen Körpergewicht ist im Rahmen des Projekts «Optimierung des Krafttrainings» an der Uni Bayreuth im Jahr 2002 «erfunden» worden. Sie war vorher, wie einige andere maxxF-Übungen, völlig unbekannt. Wir sind stolz darauf, nach der mehrere tausend Jahre alten Entwicklungsgeschichte von Kraftübungen eine bisher unbekannte hocheffektive Kraftübung für den breiten Rückenmuskel gefunden und evaluiert zu haben.
- Die hohe Intensität und Effektivität dieser Übung hat im Wesentlichen zwei Gründe: Zum einen wird der Bizeps, der bei den meisten Latissimus-Übungen leistungsbegrenzend wirkt, hier überhaupt nicht eingesetzt; zum anderen lässt die Ausgangsstellung in Rückenlage nur eine sehr kleine Bewegungsamplitude mit hochwirksamen Endkontraktionen zu.

Varianten

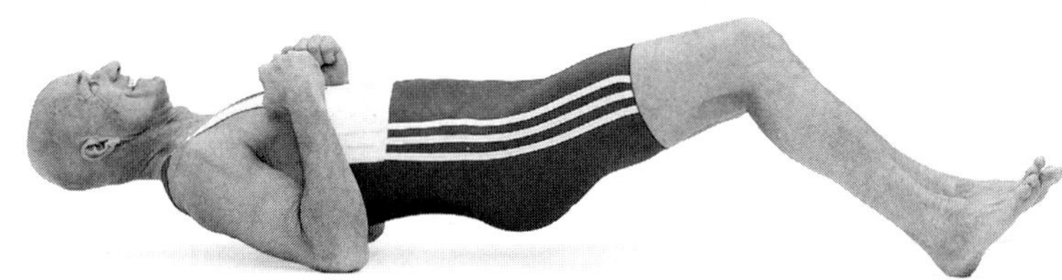

Bodenrudern lang mit Abheben des Beckens

Bodenrudern kurz mit angehobenen gebeugten Beinen

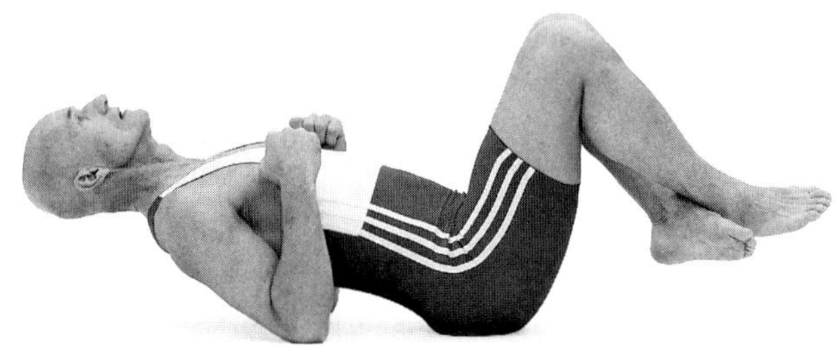

Bodenrudern kurz mit aufgesetzten Füßen

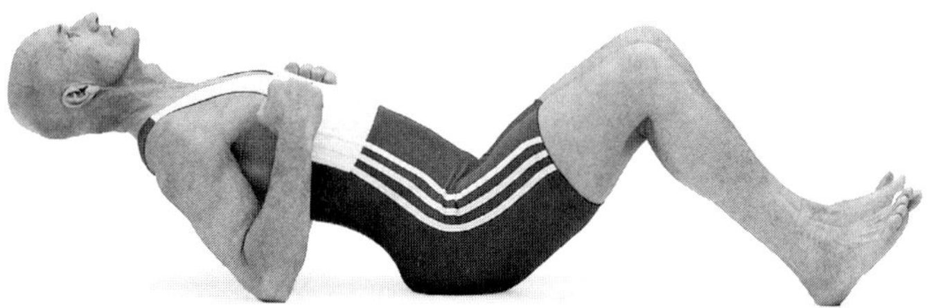

Übungsausführung

- Legen Sie sich auf eine weiche Unterlage (Matte, Teppich) auf den Rücken und setzen Sie die Fersen bei gebeugten Beinen auf den Boden. Kippen Sie das Becken (Tendenz Hohlkreuz); nehmen Sie die Haltung «Brust raus, stolz werden» ein. Beugen Sie die Arme, sodass die Unterarme senkrecht nach oben zeigen.
- Heben Sie den Körper durch Druck der Oberarme gegen den Boden an, indem Sie eine Ruder- bzw. Zugbewegung imitieren.
- Die Basisvariante (3) ist für jedes Leistungsniveau geeignet. Fersen und Gesäß bleiben am Boden. Heben Sie den geraden Oberkörper (Hohlkreuz) so hoch wie möglich. Der Blick ist schräg nach oben gerichtet.
- Die Variante mit angezogenen gebeugten Beinen (2) ist für alle mit normaler Leistungsfähigkeit zu schaffen. Für die meisten Frauen ist es eine schwere Form.
- Das Anheben des gesamten Körpers (1) ist sehr intensiv und für die meisten Personen zu schwer. Diese Übung ist nur dann korrekt ausgeführt, wenn die Bewegung nicht nach vorne gerichtet ist, sondern nach oben und die Oberarme maximal einen 30°-Winkel zum Boden erreichen. Mit stark angehobenem und gekipptem Becken ist diese Variante auch für starke Athleten eine echte Herausforderung.

Häufige Fehler	Korrektur
Der Körper wird nach vorne geschoben (häufig bei 1), und die Oberarme werden fast senkrecht gestellt	Den Körper nicht in Richtung Füße schieben, sondern senkrecht nach oben heben. Imitieren Sie eine Ruderbewegung
Das Becken ist nicht gekippt, der Rücken rund. Die Bauchmuskulatur arbeitet kräftig mit	Die Beckenkippung betonen; die Bauchmuskulatur in Dehnposition bringen
Technisch falsche Übungsausführung aufgrund von Koordinations- und/oder Kraftmängeln	Zunächst die leichteste Variante erlernen (3)

maxxF-Partner: Rudern mit dem «toten Mann»

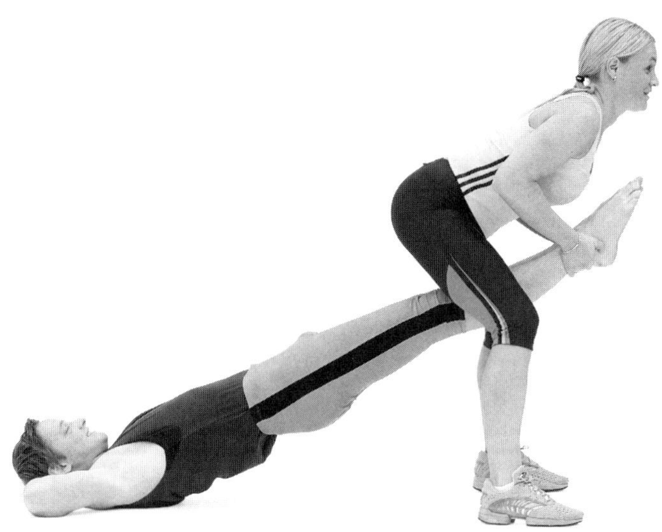

- Der stehende Partner stellt sich über die geschlossenen Beine des liegenden Partners und beugt sich mit gekipptem Becken und geradem Rücken (Tendenz Hohlkreuz) nach vorne.
- Der Liegende hebt die gestreckten Beine so weit an, dass der Stehende sie oberhalb der Knöchel greifen kann. Nun streckt der Liegende das Hüftgelenk, sodass sein Körper völlig gestreckt ist (toter Mann mit Körperspannung).
- Der stehende Partner zieht die Füße des Partners immer wieder bis zur Brust und streckt die Arme wieder (Ruderbewegung).
- **Vorsicht!** Die Übenden müssen zunächst die Technik des korrekten Hebens mit geradem Rücken (Tendenz Hohlkreuz) erlernen. Bei falscher Hebetechnik mit rundem Rücken besteht Verletzungsgefahr für den unteren Rücken.

Häufige Fehler	Korrektur
Falsche Hebetechnik; Vorsicht, Rückenverletzungen drohen	Unbedingt vorher mit leichtem Gewicht die korrekte Technik des Hebens erlernen
Der liegende Partner beugt das Hüftgelenk; fehlende Körperspannung	Das Einnehmen und Aufrechterhalten der Körperspannung erlernen

Spaß-Variante für Verliebte: (k)ein Kuss

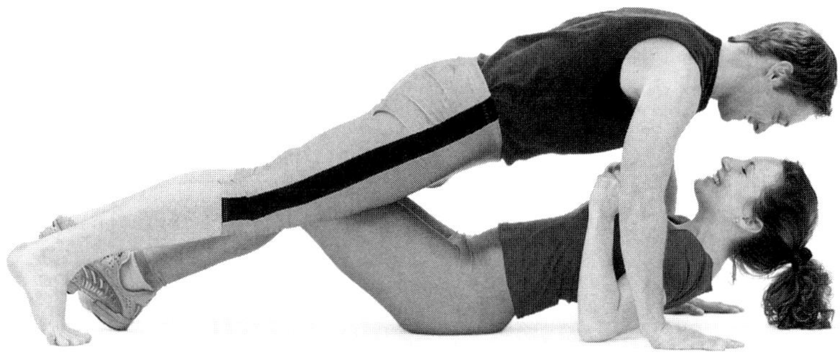

(k)ein Kuss, Bodenrudern und Liegestütz

- Der Partner A führt die Variante 3 des Bodenruderns aus, Partner B macht halbe Liegestütze lang und vermeidet (sucht) den «Kuss».

Dehnung des breiten Rückenmuskels: Flankendehnung

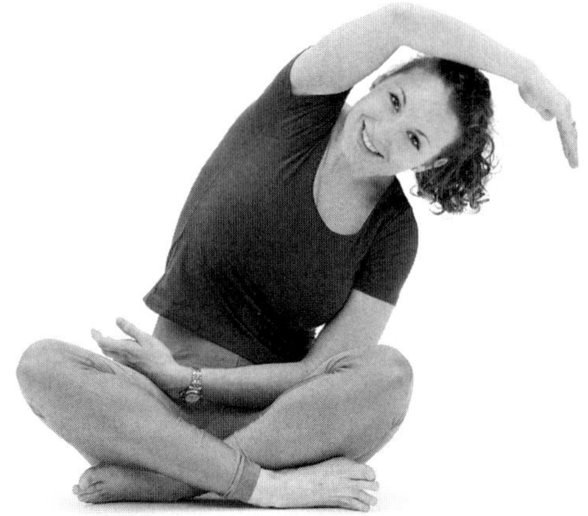

- Strecken Sie im Sitz einen Arm seitlich so weit wie möglich über Kopf, als ob Sie über einen großen Ball greifen.
- Beugen Sie dabei den Oberkörper seitlich.
- Dehnen Sie auch die andere Körperseite.

Beinrückheben

Training für: **Großer Gesäßmuskel, Rückenstrecker, unterer Anteil**

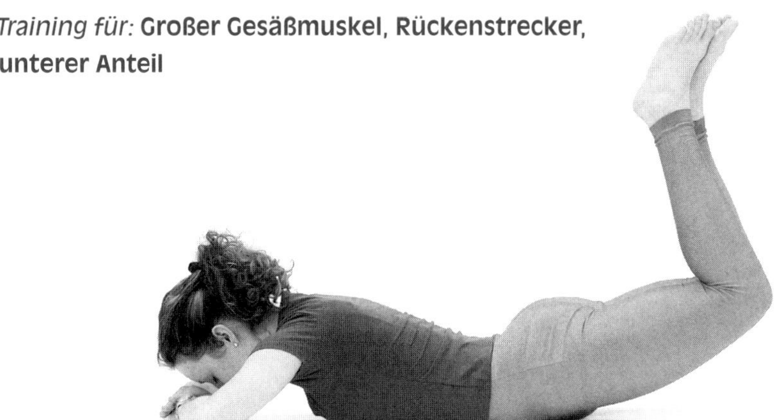

Besonderheiten

- Das Beinrückheben ist die effektivste Komplexübung für die untere Hälfte der Körperrückseite. Es werden dabei alle Muskeln des unteren Rückens und das Gesäß optimal gekräftigt. Zusätzlich werden durch das gebeugte Abheben der Beine die Muskeln der Oberschenkelrückseite mit trainiert.
- Die hohe Wirksamkeit des Beinrückhebens wird durch die kontinuierlichen Endkontraktionen verstärkt, die notwendig sind, um die Oberschenkel vom Boden fern zu halten.
- Aufgrund der aktiven Lordosierung (Tendenz Hohlkreuz) der Lendenwirbelsäule wird die Muskulatur des unteren Rückens stark gefordert, was die meisten Beschwerden des unteren Rückens wirksam bekämpft. Im Gegensatz zu früheren Auffassungen, wonach jede Verstärkung der Lordosierung der Lendenwirbelsäule aus gesundheitlichen Gründen zu vermeiden sei, herrscht heute weitgehend Einigkeit darüber, dass eine aktive Lordosierung der Lendenwirbelsäule in den meisten Fällen eine positive therapeutische Wirkung gegen Rückenbeschwerden hat.
- In den (wenigen) Fällen, in denen Rückenbeschwerden aufgrund von Hyperlordosierung der Lendenwirbelsäule auftreten, ist eine maximale Überstreckung der Lendenwirbelsäule zu vermeiden und auf das Beinrückheben zu verzichten oder eine Übungsvariante zu wählen, bei der die Fußspitzen der gestreckten Beine nur wenige Zentimeter abgehoben werden.

Varianten

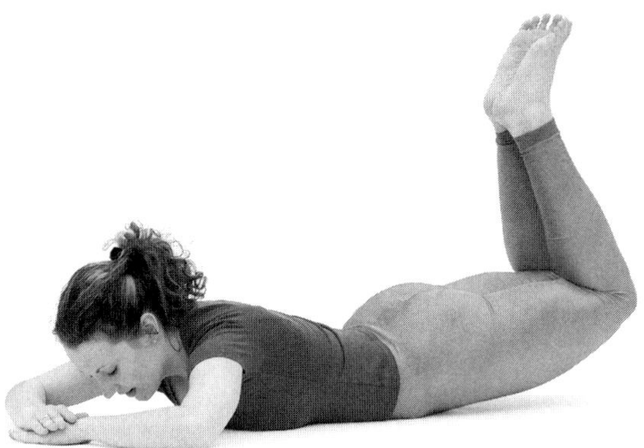

Beinrückheben beidbeinig, gebeugte geschlossene Beine

Beinrückheben beidbeinig, gebeugte geöffnete Beine

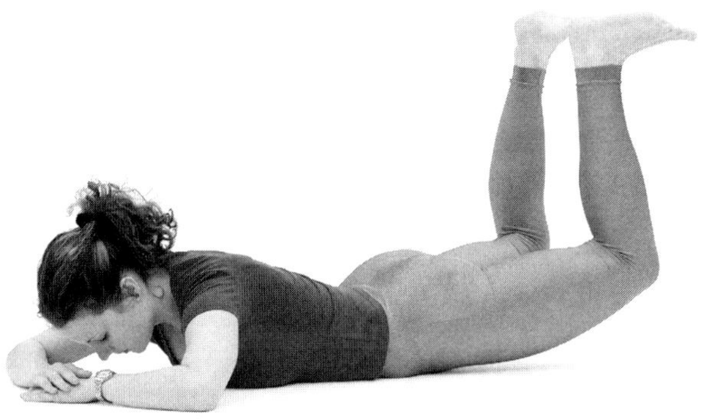

Beinrückheben beidbeinig, gestreckte Beine

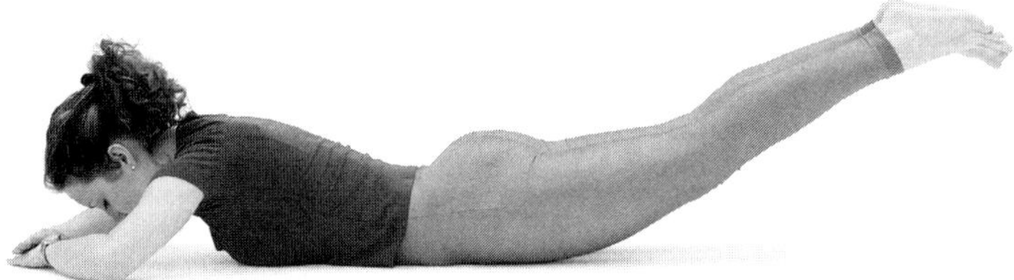

Übungsausführung

- Beugen Sie in Bauchlage beide Knie- und Sprunggelenke ca. 90°, sodass die Fußsohlen nach oben zeigen.
- Heben Sie beide Oberschenkel maximal an und schieben Sie die Fußsohlen nach oben.
- Der Kopf wird in Verlängerung der Wirbelsäule schwebend gehalten (Training der rückseitigen Halsmuskulatur) oder auf die Hände abgelegt. Der Oberkörper bleibt liegen und wird nicht angehoben.
- Die Intensität kann durch Schließen der Oberschenkel (Variante 1) durch ununterbrochene Endkontraktionen und maximales Anheben der Oberschenkel verstärkt werden.
- Bei jeder Endkontraktion wird ausgeatmet.

Häufige Fehler	Korrektur
Der Oberkörper wird mit angehoben	Diese Mitbewegung des Oberkörpers ist kein gravierender Fehler. Dennoch soll der Übende versuchen, nur die Beine anzuheben
Die Oberschenkel können nicht vom Boden abgehoben werden	Entweder sind die Hüftbeuger verkürzt, oder es fehlt die Kraft. In jedem Fall hilft genau diese Übung gegen beide Defizite. Trainieren Sie Beinrückheben regelmäßig

maxxF-Partner: Beinrückheben gegen Partnerwiderstand

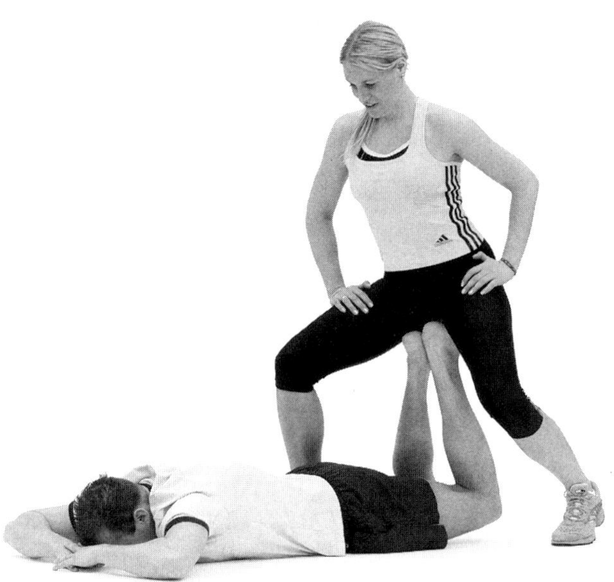

Beinrückheben, «der Reiter»

Beinrückheben, «der Sohlendrücker»

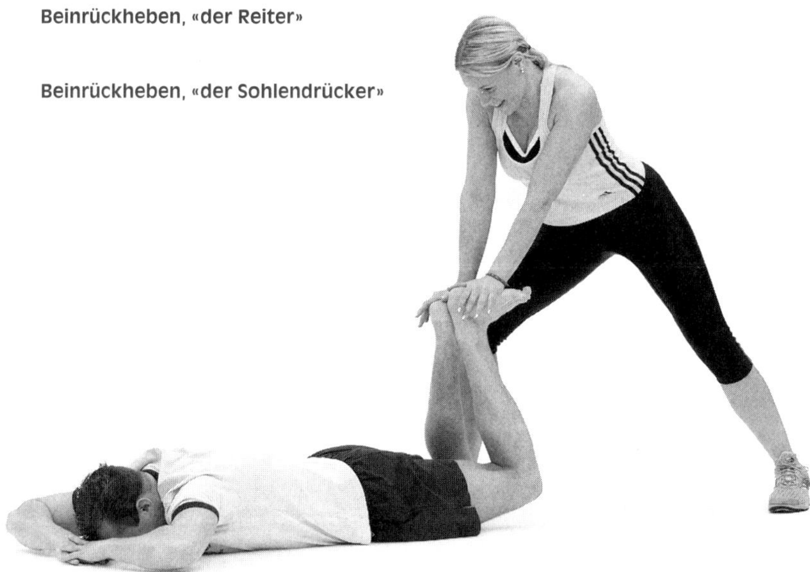

- Der Übende liegt in Bauchlage, Kniegelenke 90° gebeugt, die Fußsohlen zeigen nach oben.
- Der Partner stellt sich breitbeinig über die Füße des Übenden und «setzt sich» mit so viel Gewicht auf dessen Füße, dass der Trainierende die Oberschenkel noch abheben kann (Variante 1). Alternativ kann der Druck auf die Fußsohlen auch durch die Hände des Partners ausgeübt werden (Variante 2).
- Im Verlauf des Trainingssatzes, bei fortschreitender Ermüdung des Übenden, verringert der Partner seinen Druck so, dass ein Anheben der Oberschenkel noch möglich bleibt.
- Partnerwechsel

Häufige Fehler	Korrektur
Der Übende kann die Oberschenkel auch bei geringem Druck nicht abheben	Die Übung wird zunächst ohne Partnerdruck durchgeführt
Der Übende schiebt den Partner mit den Beinen mehr nach hinten als nach oben	Der Übende muss die starke Beugung der Beine beibehalten. Der Partner korrigiert den Trainierenden und verändert seine Widerstandsführung so, dass die Hubbewegung nach oben erfolgt

Dehnung des unteren Anteils des Rückenstreckers und der Gesäßmuskulatur: Embryoposition

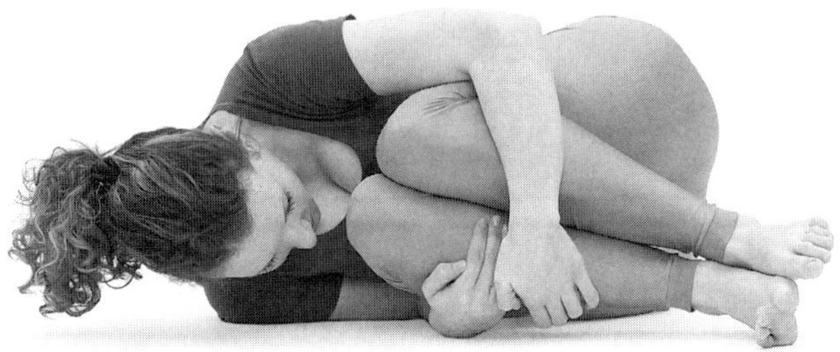

- Umfassen Sie in Seitlage beide Knie mit den Händen und ziehen Sie diese an die Brust.
- Betonen Sie die Ausatmung.
- Wählen Sie die Methode der Dauerdehnung.

Beugestütz (Dips)

Training für: **Trizeps**

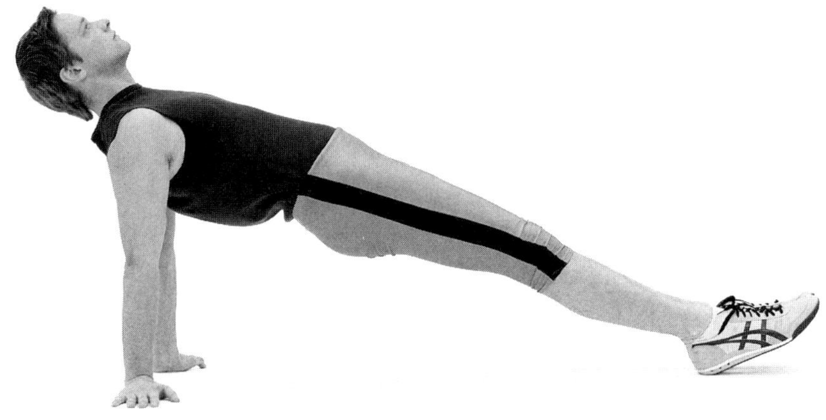

Besonderheiten

- Der Beugestütz rücklings am Boden ist eine äußerst intensive Übung für die Muskulatur der Oberarmrückseite (Trizeps), weil ein Großteil des Körpergewichts durch die Arme gehoben werden muss und die hinter den Körper gestreckten Arme (Retroversion) eine zusätzliche Intensivierung bewirken.

Varianten

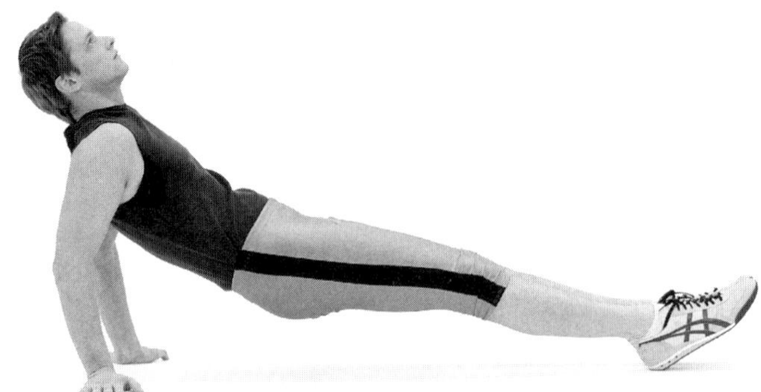

Beugestütz gestreckt

Beugestütz gebeugt

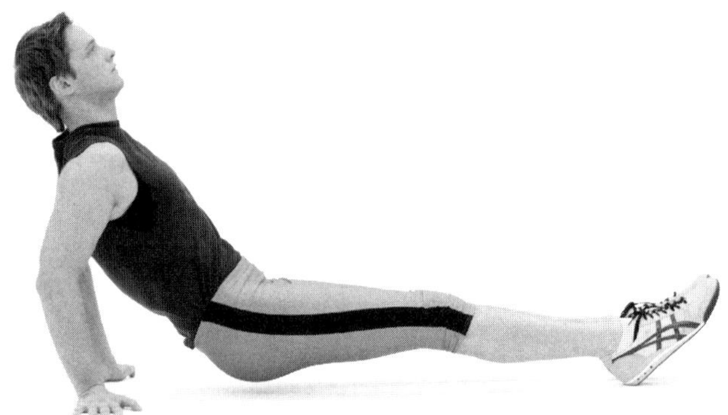

Beugestütz im Sitz

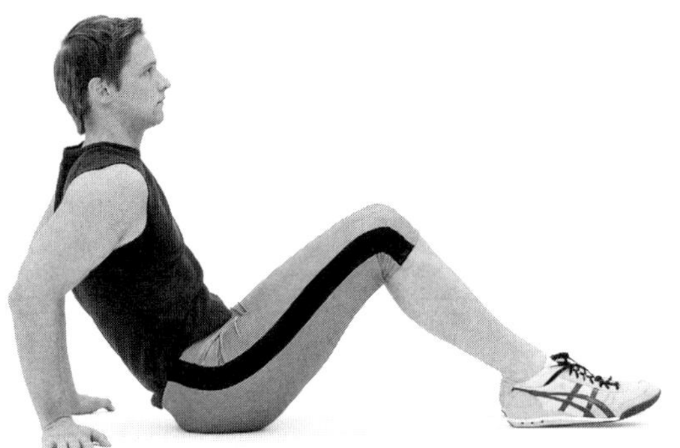

Übungsausführung

- Im Strecksitz am Boden setzen Sie Ihre Hände etwa schulterbreit neben dem Körper auf, wobei die Finger nach außen zeigen, damit Ihre Handgelenke bei der Übung nicht überlastet werden.
- Heben Sie den Körper mit Körperspannung in den gestreckten Liegestütz rücklings.
- Beugen und strecken Sie die Ellbogengelenke und versuchen Sie, die gestreckte Körperposition aufrechtzuerhalten (Variante 1).
- Wenn Sie die Beine und die Hüftgelenke beugen (Variante 2), wird die Bewegungsamplitude kleiner und die Übung weniger anstrengend.
- Im Verlauf des Trainingssatzes, bei fortschreitender Muskelermüdung des Trizeps, kann auch die Variante 2 zu anstrengend werden. Nun wählen Sie Variante 3 und führen den erleichterten Beugestütz im Sitz durch.
- Bei allen Varianten ist es wichtig, in der Endposition die Arme völlig durchzustrecken, die Schultern nach unten zu drücken, «stolz» zu werden (Brust raus) und den Körper in eine hohe Stützposition zu heben.

Häufige Fehler	Korrektur
Die Arme werden nicht vollständig gestreckt	Armstreckung betonen
Die Arme werden nicht gebeugt, sondern nur das Hüftgelenk	Die Arme auch bei Ermüdung zumindest etwas beugen und strecken
Körperspannung und eine hohe Stützposition fehlen	Beim Strecken der Arme, Schultern nach unten drücken, «Brust raus»

maxxF-Partner-Übung 1: Beugestütz mit Partner

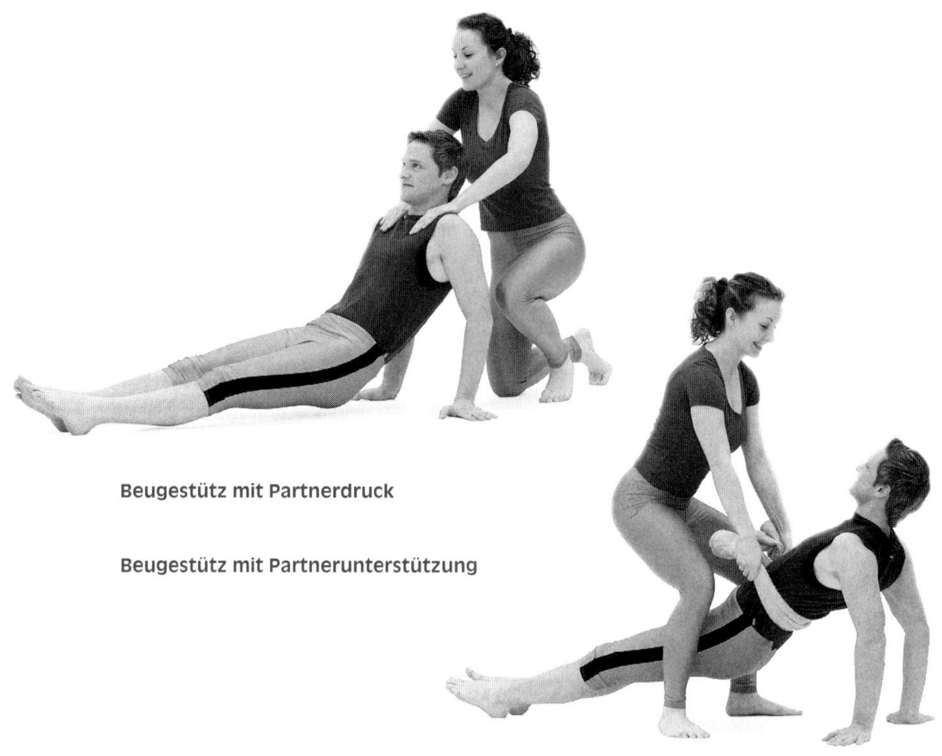

Beugestütz mit Partnerdruck

Beugestütz mit Partnerunterstützung

- Der Partner kniet im Ausfallschritt hinter dem Übenden und erhöht die Intensität durch leichten Druck auf die Schultern des Trainierenden (Variante 1).
- Bei zunehmender Muskelermüdung entfällt der Partnerdruck oder wird durch Partnerhilfe ersetzt (Variante 2). Dabei verringert der Partner das Gewicht des Übenden durch Zug an einem Handtuch, das um den Körper des Trainierenden gelegt wird.
- **Vorsicht!** Die Technik des korrekten Hebens mit geradem Rücken (Tendenz Hohlkreuz) muss zunächst erlernt werden. Bei falscher Hebetechnik mit rundem Rücken besteht Verletzungsgefahr für den unteren Rücken.
- Die Übung ist auch ohne Partnerdruck sehr intensiv.

Übung 2: «Wegweiser» rückwärts mit Partner

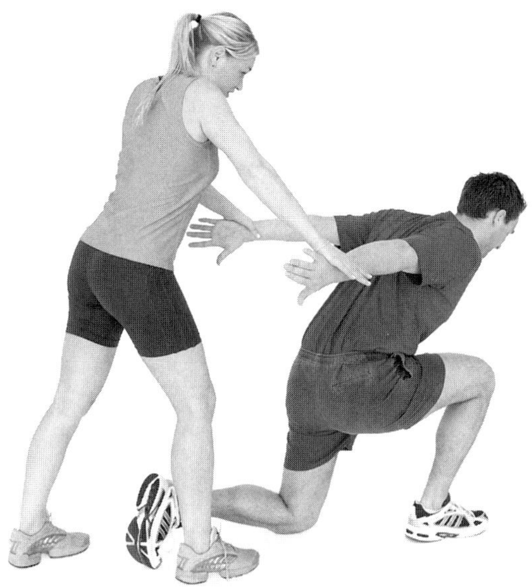

Armrückheben beidarmig gestreckt

- Im Knieausfallschritt beugt der Übende den Oberkörper so weit vor, dass die maximal rück-hoch angehobenen gestreckten Arme waagerecht sind.
- Der Partner übt einen leichten, kontinuierlichen Druck auf beide Unterarme des Übenden aus, der mit Endkontraktionen nach oben dagegen drückt.

Häufige Fehler	Korrektur
Der Übende erhält den Krafteinsatz nicht kontinuierlich aufrecht	Der Partner hält den Übenden dazu an, dauerhaften Druck gegen seine Hände auszuüben
Die Ellbogengelenke sind nicht kraftvoll, isometrisch durchgestreckt	Die Ellbogengelenke müssen mit isometrischem Krafteinsatz gestreckt bleiben. Die Bewegung erfolgt aus den Schultergelenken

Dehnung des Trizeps: «Rückenkratzer»

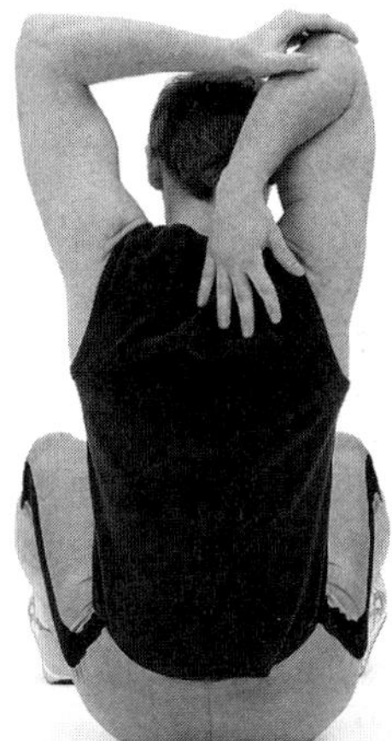

- Heben Sie einen Arm gebeugt an und schieben Sie die Hand möglichst weit in der Mitte des Rückens hinab.
- Fixieren Sie das Ellbogengelenk in maximal gebeugter Stellung und dehnen Sie die den langen Kopf des Trizeps über das Schultergelenk. Die freie Hand unterstützt die Dehnung durch Zug am Ellbogen.
- Dehnen Sie auch den Trizeps des anderen Armes.

Beinesenken

Training für: **Bauchmuskulatur**

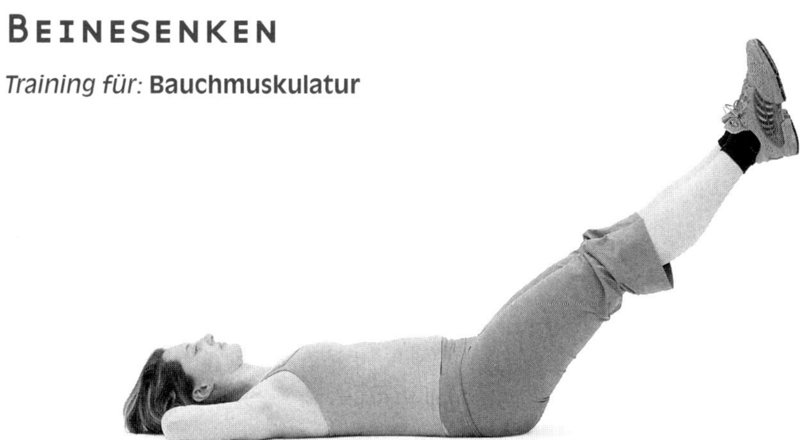

Besonderheiten

- Der Bauch- und der Rückenmuskulatur sind aufgrund ihrer besonderen Bedeutung für die Körperhaltung und die Beschwerdefreiheit im maxxF-Programm mehrere Übungen gewidmet.
- Beinhebeübungen mit gestreckten Beinen im Hang oder Stütz haben sich als die absoluten Topübungen sowohl für die geraden als auch für die schrägen Bauchmuskeln erwiesen. Diese äußerst schweren Varianten mit gestreckten Beinen sind für Nichtleistungssportler kaum oder nur ganz kurze Zeit zu schaffen. Die etwas moderatere Form des Beinesenkens in Rückenlage ist, bei der Wahl der angemessenen Variante, für jedermann zu schaffen.
- Die Übung Beinesenken ist eigentlich eine Variante des Beinhebens. Das Senken der angehobenen, gestreckten Beine beansprucht die Hüftbeuger nachgebend (exzentrisch) und die Bauchmuskeln haltend (isometrisch). Die Bauchmuskulatur muss das Becken gegen den sehr starken Zug der Hüftbeuger aufgerichtet halten und so eine Beckenkippung verhindern. Dies schult gleichzeitig die Körperwahrnehmung der Übenden hinsichtlich der Beckenposition (Becken aufrichten – Becken kippen).
- Die Übung Beinesenken kann auch als Testübung für die Leistungsfähigkeit der Bauchmuskulatur genutzt werden. (vgl. Test S. 35)

Varianten

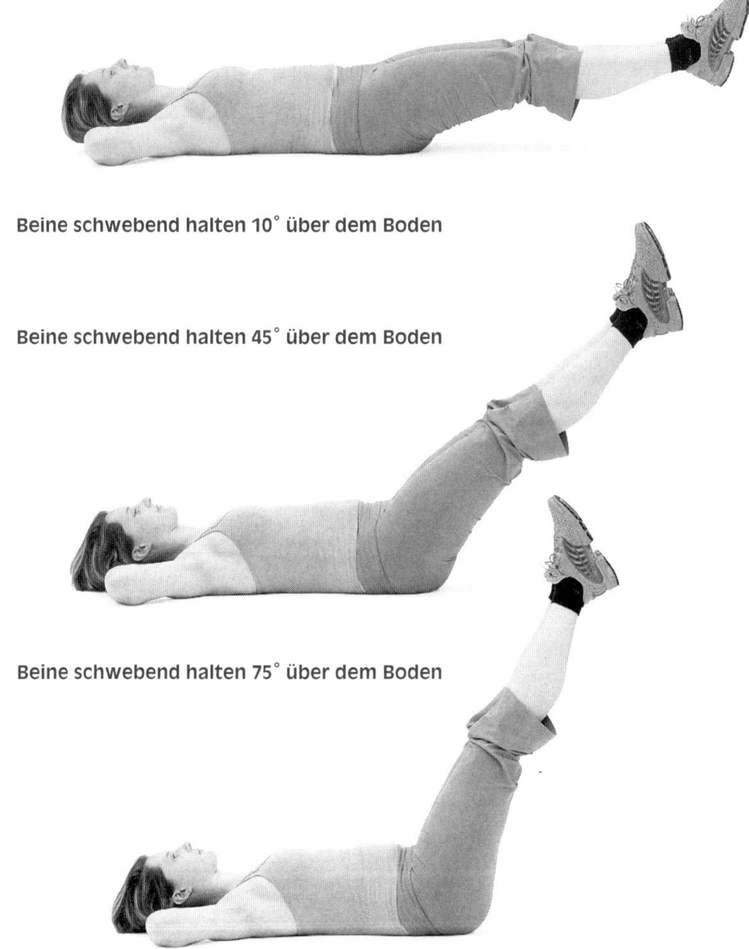

Beine schwebend halten 10° über dem Boden

Beine schwebend halten 45° über dem Boden

Beine schwebend halten 75° über dem Boden

Übungsausführung

- Heben Sie in Rückenlage die gestreckten Beine senkrecht an.
- Senken Sie nun die gestreckten Beine langsam ab. Richten Sie dabei das Becken auf und pressen Sie die Lendenwirbelsäule fest gegen den Boden.
- Wenn Ihre Kraft nicht mehr ausreicht, dem Zug der Hüftbeugemuskulatur, die Ihr Becken kippt und Ihre Lendenwirbelsäule lordosiert (Hohlkreuz), zu widerstehen, löst sich Ihr unterer Rücken vom Boden. In diesem Moment wird die Übung unfunktionell und gefährdet Ihren unteren Rücken. Heben

Sie also die Beine wieder etwas steiler an, damit Sie weiterhin in der Lage sind, das Becken aufzurichten und den unteren Rücken gegen den Boden zu pressen.

- Halten Sie die Beine in diesem kritischen Neigungswinkel, so lange sie können. Bei zunehmender Ermüdung der Bauchmuskulatur müssen Sie die Beine etwas weiter anheben, um den unteren Rücken weiterhin fest gegen den Boden zu drücken und jegliches Hohlkreuz vermeiden zu können.
- Folgende Ausführungsvariante hat sich bewährt, um die Intensität zu erhöhen und die Körperwahrnehmung zu verbessern: Lösen Sie die Lendenwirbelsäule kurzzeitig (1 Sekunde) minimal (1 cm!) vom Boden, d. h., geben Sie dem Zug der Hüftbeugemuskulatur geringfügig nach und pressen Sie sofort anschließend die Lendenwirbelsäule umso fester für ca. 5 Sekunden gegen den Boden. Atmen Sie beim Andrücken der Lendenwirbelsäule gegen den Boden kräftig aus. Wiederholen Sie diesen Vorgang 5-mal!
- Personen mit sehr starker Bauchmuskulatur gelingt es, die Beine so weit zu senken, dass die Fersen fast den Boden berühren (Variante 1), und diese Position 30, 45 oder sogar 60 Sekunden zu halten. Wählen Sie den Absenkwinkel der Beine nach Ihrer individuellen Leistungsfähigkeit. Bei kontinuierlichem Training werden Sie bald deutliche Fortschritte feststellen (vgl. Test S. 34/35).
- Atmen Sie während der gesamten Übungsdauer dieser statischen Übung weiter; betonen Sie die Ausatmung.

Häufige Fehler	**Korrektur**
Pressatmung	Ausatmung betonen
Die Lendenwirbelsäule löst sich vom Boden	Beine weiter anheben, Intensität verringern, Becken aufrichten, unteren Rücken gegen den Boden drücken

maxxF-Partner: Double Twisted Crunch

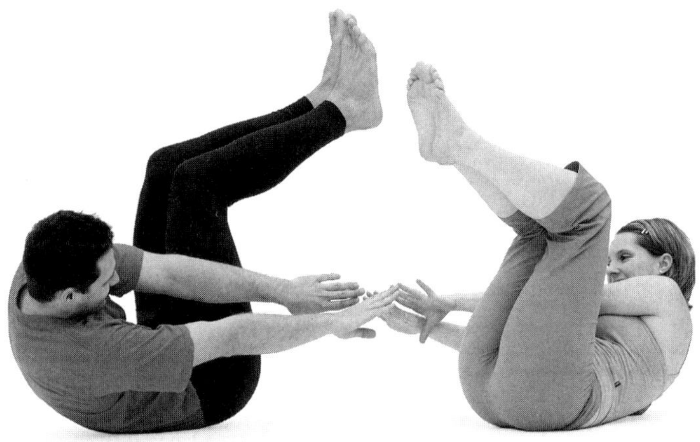

- Legen Sie sich neben Ihren Partner in Gegenüberposition. Wählen Sie beide die Lage so, dass Sie bei maximalem Crunch die Finger des Partners berühren können.
- Versuchen Sie den Fingerkontakt während der gesamten Übungszeit aufrechtzuhalten. Wenn der Fingerkontakt verloren geht, versuchen ihn beide Partner durch Endkontraktionen wiederherzustellen.
- Achten Sie auf die korrekte technische Ausführung des gedrehten Crunch: Rollen Sie den Rumpf maximal auf und schieben Sie den äußeren Arm diagonal zum Partner.
- Wiederholen Sie die Übung nach einem Wechsel der Positionen.
- Sehen Sie den Partner an und lächeln Sie!

Dehnung der schrägen und seitlichen Bauchmuskulatur: Flankendehnung

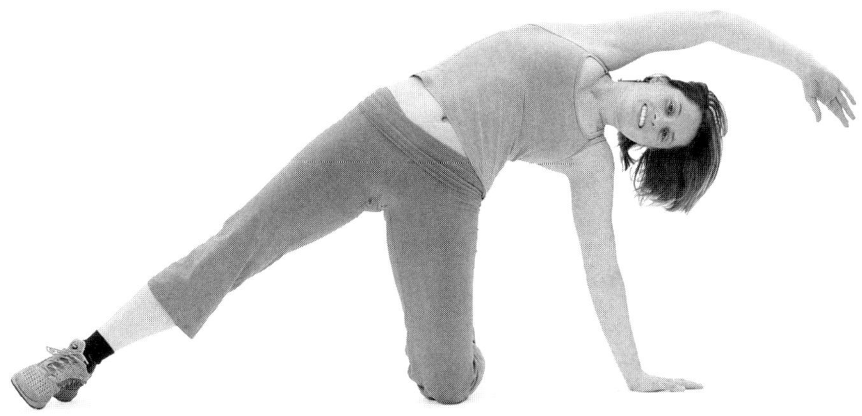

- Spreizen Sie im Kniestand ein Bein gestreckt zur Seite ab.
- Neigen Sie den Körper zur Seite und stützen Sie mit einer Hand am Boden: Schieben Sie die Hüfte nach vorne.
- Greifen Sie mit dem freien Arm seitlich weit über den Kopf und spüren Sie die Dehnung in der Körperseite sowie der seitlichen und schrägen Bauchmuskulatur.
- Vermeiden Sie ein Ausweichen nach vorne oder hinten.

Reverse Flys kurz

Training für: **Muskulatur des oberen Rückens, Deltamuskel, hinterer Anteil**

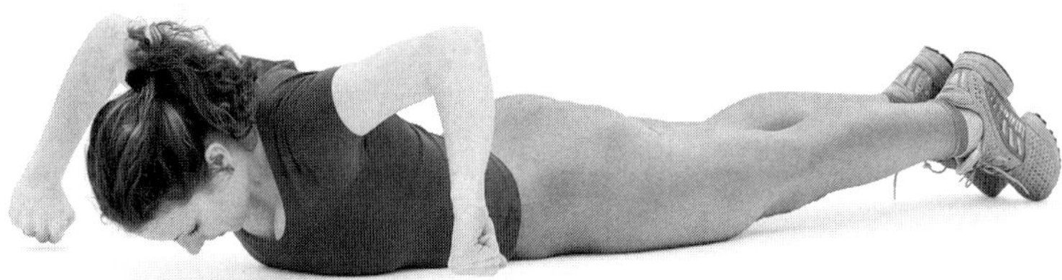

Besonderheiten

- Da der obere Rücken ein Schwachpunkt der meisten Schreibtischtäter ist, wird er im maxxF-Programm durch zwei spezielle Übungen gekräftigt. Die beiden Reverse-Fly-Varianten «lang» (vgl. Übung 4, S. 84) und «kurz» trainieren die Muskulatur des oberen Rückens mit leicht unterschiedlicher Schwerpunktsetzung.
- Die Komplexübung Reverse Flys kurz in Bauchlage, Arme gebeugt, Oberarme innenrotiert und 90° abgespreizt, hat sich als die effektivste Übung für den Rückenstrecker im oberen Bereich der Brustwirbelsäule und den hinteren Anteil des Deltamuskels erwiesen. Der gesamte Kapuzenmuskel und die darunter liegenden Rautenmuskeln werden ebenfalls intensiv gekräftigt. Somit sind beide Varianten der Reverse Flys hervorragende Komplexübungen für den gesamten oberen Rücken.

Varianten

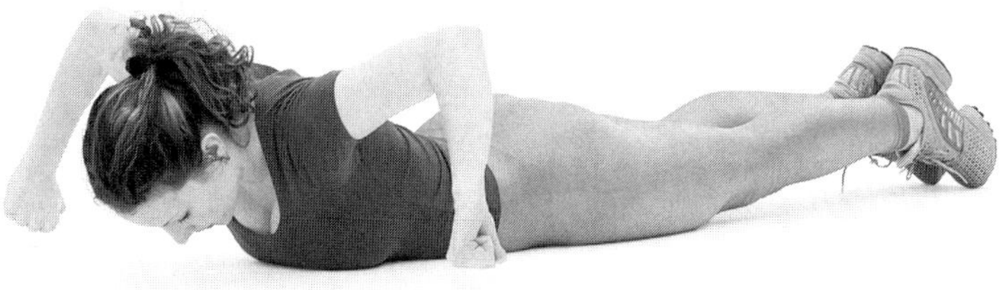

Reverse Flys kurz, Oberarm-Rumpf-Winkel 90°, mit Endkontraktionen

Reverse Flys kurz, Oberarm-Rumpf-Winkel über 90°, mit Endkontraktionen

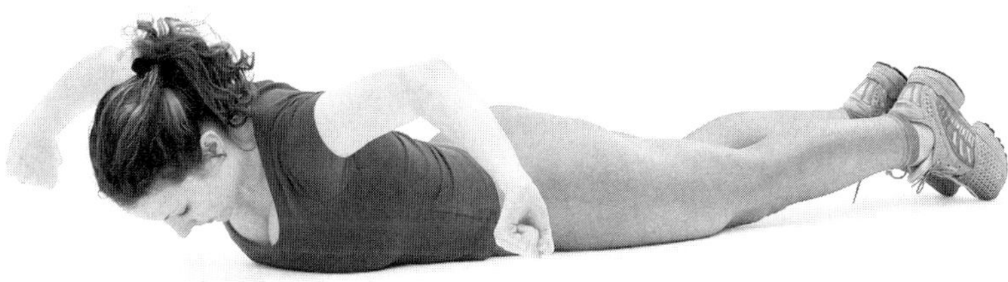

Übungsausführung

- Beugen Sie in Bauchlage die Arme 90° und setzen Sie beide Fäuste am Boden auf. Die Unterarme stehen senkrecht (Variante 1) bzw. schräg nach außen (Variante 2), und die Handflächen zeigen nach außen (= Innenrotatoren der Oberarme). Der Winkel zwischen den Oberarmen und dem Rumpf beträgt ca. 90°.
- Halten Sie den Kopf in Verlängerung der Wirbelsäule flach über dem Boden schwebend.
- Heben Sie die Fäuste nun vom Boden ab, indem Sie die Ellbogen nach oben und die Schulterblätter zur Wirbelsäule ziehen. Die Bewegung erfolgt nur aus den Schultergelenken, der Oberkörper bleibt liegen und wird nicht angehoben.

- Falls es nicht gelingt, die Fäuste anzuheben, genügt bereits die Anstrengung, es dennoch zu versuchen, um eine hohe Muskelspannung und einen optimalen Trainingseffekt zu erreichen, wie der Muskelkater am nächsten Tag beweist. Als Erleichterung können die Arme etwas mehr nach außen gestreckt werden (Variante 2).
- Atmen Sie immer beim Anheben der Fäuste aus.

Häufige Fehler	Korrektur
Der Oberarmwinkel ist kleiner als 90°, die Oberarme werden nach hinten geführt und nähern sich dem Rumpf	Die korrekte Ausgangsstellung immer wieder einnehmen, die Ellbogen nach vorne kippen, die Handflächen nach außen drehen
Oberkörper und Kopf werden angehoben	Der Oberkörper bleibt flach liegen, die Bewegung erfolgt ausschließlich in den Schultergelenken
Pressatmung	Beim Anheben des Fäuste ausatmen

maxxF-Partner: Kleiner Adler

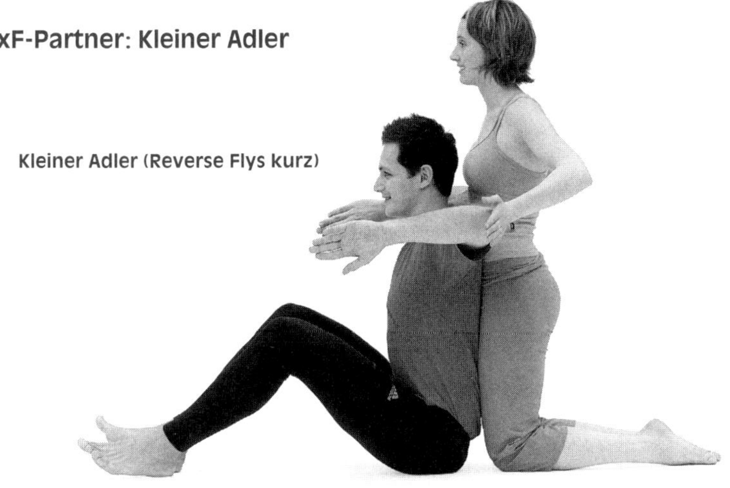

Kleiner Adler (Reverse Flys kurz)

- Der Übende sitzt aufrecht am Boden und hebt die gebeugten Arme waagerecht an.
- Der Partner stabilisiert den Rücken des Übenden mit seinem Körper im Kniestand.
- Der Trainierende drückt die Oberarme gegen den kontinuierlichen Partnerwiderstand, den dieser gegen die Oberarme und Ellbogen ausübt, so weit wie möglich zurück; er wird «stolz» und zieht die Schulterblätter zur Wirbelsäule.
- Der Partner drückt die Oberarme wieder nach vorne gegen den bremsenden (exzentrischen) Widerstand des Übenden.

Häufige Fehler	Korrektur
Der Partner blockiert die Arme, bevor sie maximal zurückgeführt werden können	Der Partner muss den Widerstand in der Endphase der Bewegung reduzieren und den Übenden zum Ausnutzen der kompletten Bewegungsamplitude auffordern
Der (kräftige) Übende beweist dem Partner, dass er stärker ist, und lässt keine komplette Bewegungsamplitude zu	Diese Übung ist kein Wettkampf. Der stärkere Partner darf die Bewegung nicht blockieren
Der Übende hält den Krafteinsatz nicht kontinuierlich aufrecht. Dies geschieht häufig im nachgebenden Teil der Bewegung	Der Partner gibt kontinuierlich Widerstand und fordert zu andauerndem Gegendruck auf

Dehnung der Muskulatur des oberen Rückens: Rücken rund

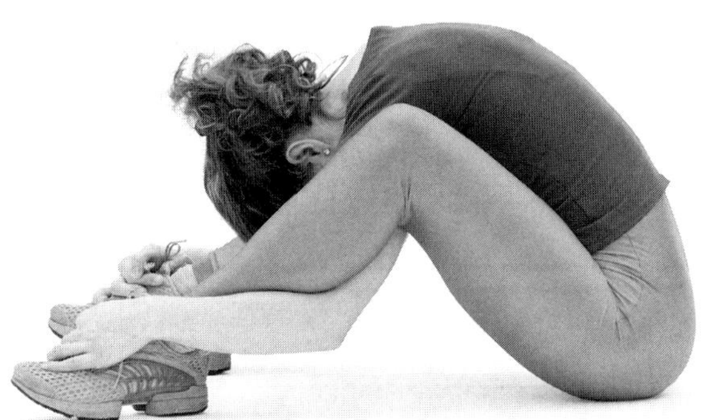

Dehnung der gesamten Rückenmuskulatur

- Beugen Sie sich im Sitz mit gebeugten, geöffneten Beinen nach vorne und machen Sie den Oberkörper ganz rund.
- Fassen Sie mit den Armen innen durch die Beine, greifen Sie mit den Händen von außen an die Füße und verstärken Sie die Dehnung durch leichten Zug mit den Armen.
- Lassen Sie den Kopf entspannt sinken, atmen Sie aus und spüren Sie die Dehnung im gesamten Rücken.

Beinheben einbeinig gestreckt

Training für: **Gerader Schenkelmuskel**

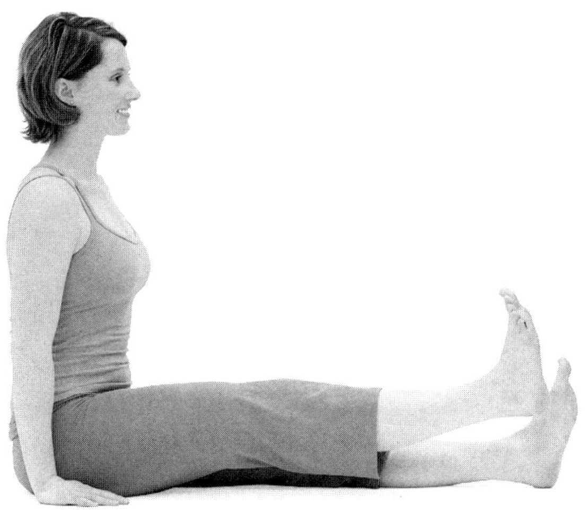

Besonderheiten

- Diese Spezialübung für den geraden Schenkelmuskel (ein Teil des Quadrizepsmuskels, Oberschenkelvorderseite) verdankt ihre hohe Wirksamkeit der Beachtung der Zweigelenkigkeit des geraden Schenkelmuskels. Die Streckung im Kniegelenk, die Beugung im Hüftgelenk und die Beckenkippung werden optimal umgesetzt.
- Die ununterbrochenen Endkontraktionen, mit denen die Übung ausgeführt wird, sind ein weiterer Grund für die sehr hohe Muskelspannung, die bei Anfängern leicht zu einem Muskelkrampf führen kann. Dieser kann durch ein leichtes Zurückneigen des Oberkörpers vermieden werden.

Varianten

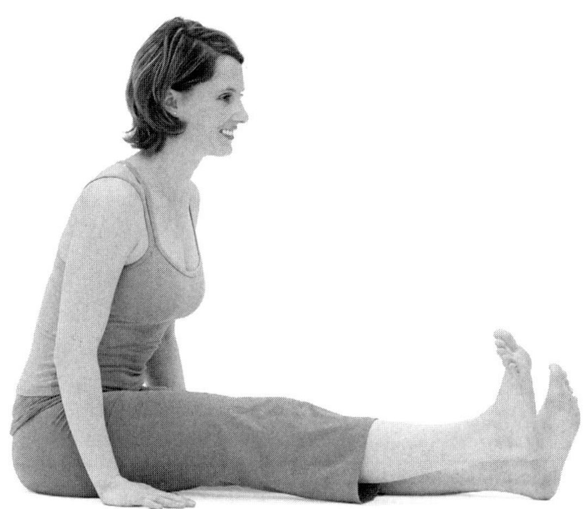

Beinheben aus starker Dehnposition der Oberschenkelrückseite

Beinheben aus leichter Dehnposition der Oberschenkelrückseite

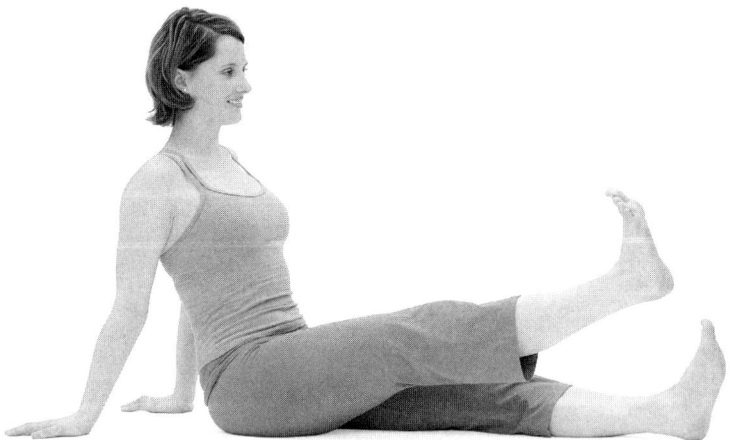

Übungsausführung

- Im Strecksitz am Boden kippen Sie Ihr Becken (Tendenz Hohlkreuz), werden «stolz», senken Ihre Schultern und beugen sich mit geradem Rücken nach vorne, bis Sie eine Dehnung in der Muskulatur der Oberschenkelrückseite spüren.
- Strecken Sie ein Bein kraftvoll maximal durch und halten Sie die hohe isometrische Muskelspannung während der gesamten Übungszeit aufrecht.
- Nun heben Sie das gestreckte Bein bis an die Bewegungsgrenze an und führen kleine Endkontraktionen (Hebebewegungen) durch. Die Bewegungsamplitude ist sehr klein, weil Sie sich in Dehnposition der Muskulatur der Oberschenkelrückseite befinden.
- Falls Sie den Fuß höher als 30 cm anheben können, beugen Sie den Oberkörper stärker nach vorne und erhöhen dadurch die Intensität.
- Wenn der gerade Schenkelmuskel krampft, gehen Sie mit dem Oberkörper geringfügig nach hinten und reduzieren dadurch die Intensität.

Häufige Fehler	Korrektur
Die Beckenkippung fehlt oder wird aufgegeben	Das Becken immer wieder bewusst kippen, den Rücken gerade halten
Die Schultern werden hochgezogen	Schultern senken, das Brustbein anheben, «stolz» werden
Der Oberkörper weicht nach hinten aus	Dies ist nur sinnvoll, wenn die Kraft nachlässt oder ein Krampf droht
Sie bekommen einen Muskelkrampf	Reduzieren Sie die Intensität, nehmen Sie den Oberkörper etwas zurück

maxxF-Partner: Doppel-Statue

Die Doppel-Statue ist eine Komplexübung für die gesamte Muskulatur der Vorderseite des Körpers. Eine Partnerübung ausschließlich für den geraden Schenkelmuskel ist wenig sinnvoll.

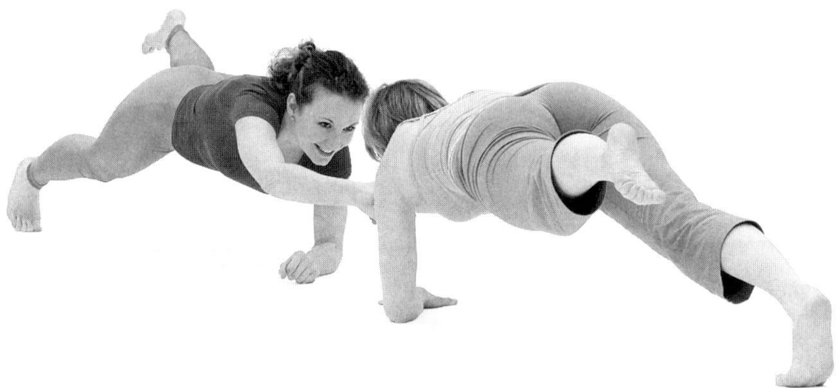

Doppel-Statue mit Stütz auf einem Unterarm und einem Bein

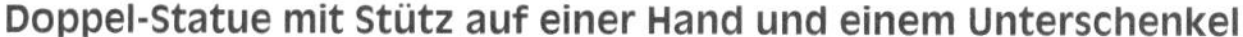

Doppel-Statue mit Stütz auf einer Hand und einem Unterschenkel

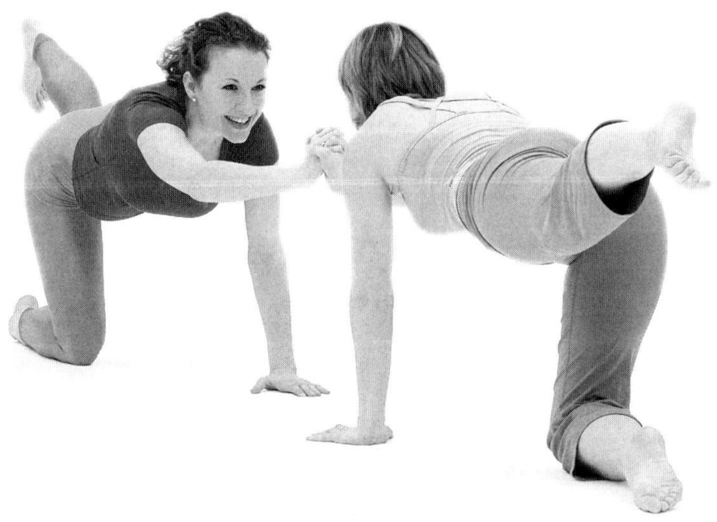

- Die Variante 1 ist für die meisten Personen recht schwierig. Noch anspruchsvoller ist die Variante, bei der sich beide Partner im Liegestütz befinden (kein Bild).
- Die Positionen sind so weit von einander entfernt zu wählen, dass die Handfassung bei ausgestrecktem Arm möglich ist.
- Es werden immer ein Arm und das Gegenbein angehoben.
- Bauen Sie Körperspannung auf und halten Sie das Gleichgewicht.

Häufige Fehler	Korrektur
Hüftknick, der Po wird angehoben	Das Hüftgelenk strecken und den Körper gerade wie ein Brett halten
Mangelhafte Körperspannung und Gleichgewichtsprobleme	Zunächst eine leichtere, weniger labile Variante wählen

Dehnung des geraden Schenkelmuskels: «Schräger Käfer»

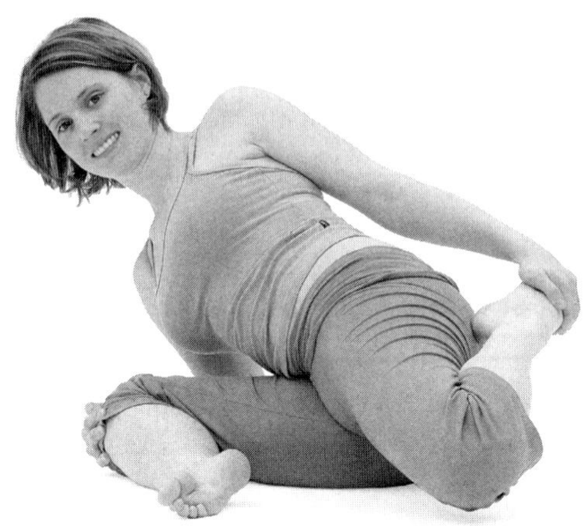

Schräger Käfer, Dehnung des geraden Schenkelmuskels

- Legen Sie sich auf die Seite und stützen Sie sich auf einen Unterarm.
- Ziehen Sie das untere Bein gebeugt zur Brust und fixieren Sie es dort, indem Sie das Knie mit der Hand festhalten.
- Beugen Sie das zu dehnende Bein und fixieren Sie die Ferse am Gesäß.
- Strecken Sie das Hüftgelenk und spüren Sie die Dehnung im geraden Schenkelmuskel.
- Wählen Sie die Methode der Dauerdehnung oder der wiederholten dynamischen Dehnung.

Bizeps-Curl gegen den Beinwiderstand

Training für: **Bizeps**

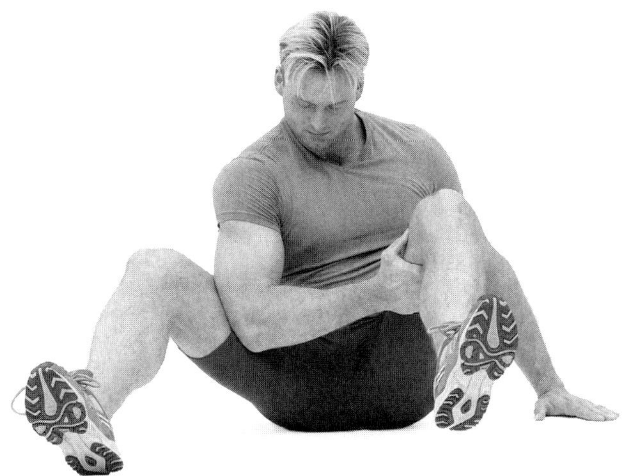

Besonderheiten

- Der Bizeps-Curl gegen den eigenen Beinwiderstand ist eine maxxF-Innovation, die sich bei wissenschaftlichen Überprüfungen als die effektivste Bizeps-Übung überhaupt erwiesen hat.
- Der Grund für die hohe Wirksamkeit dieser Übung liegt in der Möglichkeit, den Widerstand in jeder Phase der Bewegung den jeweiligen Hebel- und Kraftverhältnissen optimal anpassen zu können. Dies ist bei Übungen mit einer konstanten Hantellast nicht möglich. Beim Beugen des Armes kann bei jedem Winkel eine maximale Muskelspannung erzeugt werden; beim Strecken des Armes (exzentrische Phase) können noch höhere, supramaximale Widerstände bewältigt werden.
- Das Ausnützen der besonderen Wirksamkeit des Bizeps-Curls gegen den Beinwiderstand bedarf einiger Übung und der Motivation, das Beste aus der Übung herausholen zu wollen.

Varianten

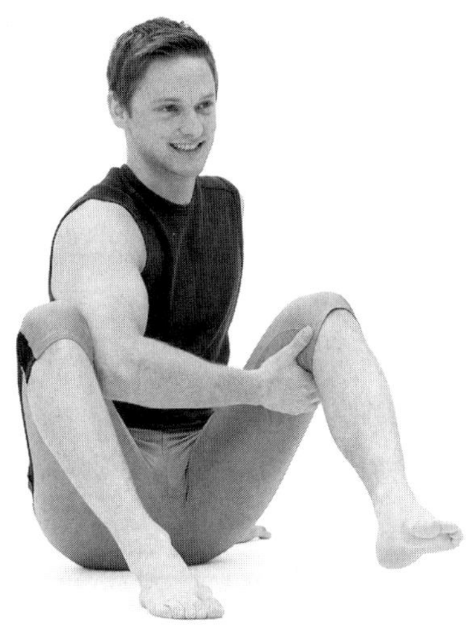

Phase 1: Überwindender Bewegungsabschnitt, Armbeugung

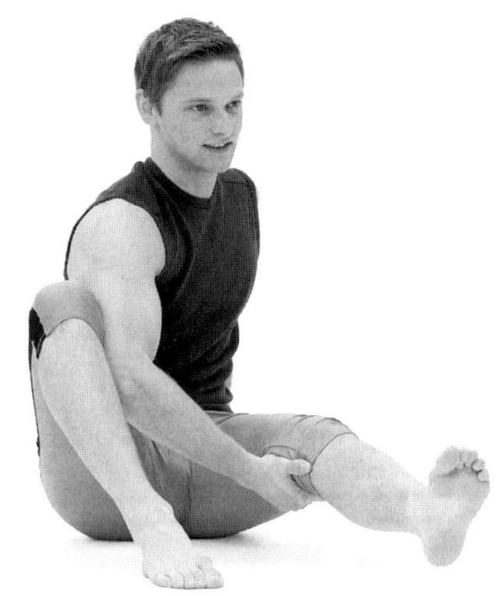

Phase 2: Nachgebender Bewegungsabschnitt, Armstreckung

Übungsausführung

- Setzen Sie sich auf den Boden und öffnen Sie die gebeugten Beine.
- Stabilisieren Sie einen Oberarm am Oberschenkel der gleichen Körperseite. Die freie Hand umfasst den anderen Oberschenkel von unten, unmittelbar oberhalb des Kniegelenks, sodass Sie den Beinwiderstand mit dem Handgelenk heben und bremsen.
- Das Bein setzt sowohl dem Beugen des Armes als auch dem Strecken des Armes immer maximalen Widerstand entgegen. In der höchsten Position ist das Bein stark gebeugt, in der tiefsten Position gestreckt.

Häufige Fehler	Korrektur
Der Oberarm ist nicht an der Oberschenkelinnenseite fixiert	Stabilisieren Sie den Oberarm durch Pressdruck gegen den Oberschenkel
Das Bein wird leicht gemacht oder sogar aktiv angehoben ohne maximalen Bizepseinsatz	Das Bein muss so viel Widerstand aufbringen, dass jede Wiederholung des Bizeps Curl eine maximale Anstrengung darstellt

maxxF-Partner: «Die Braut über die Schwelle tragen»

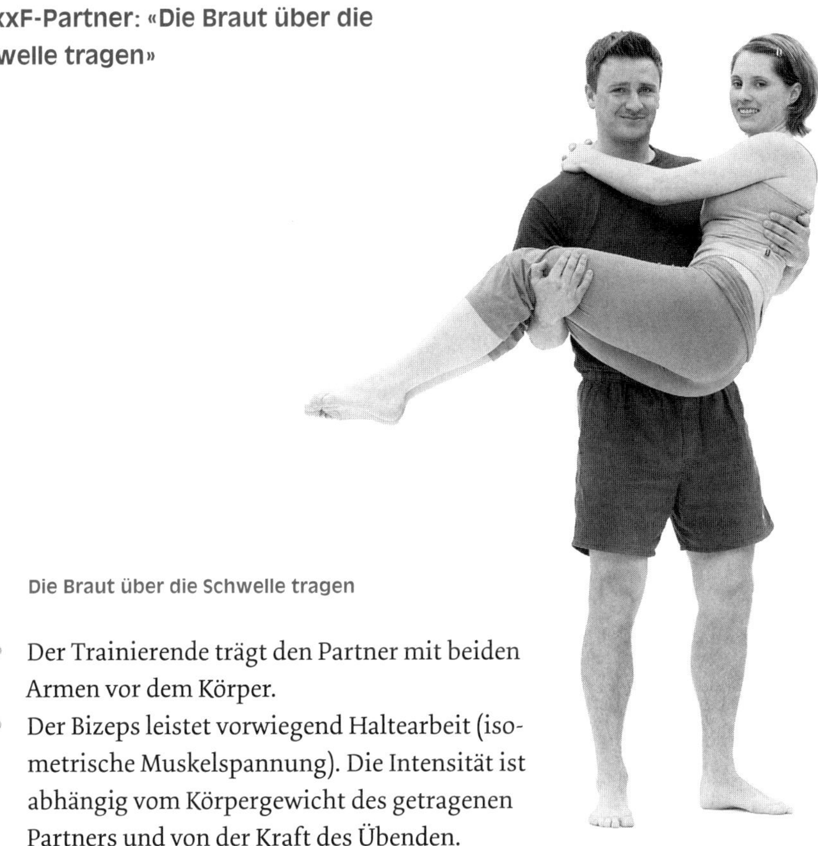

Die Braut über die Schwelle tragen

- Der Trainierende trägt den Partner mit beiden Armen vor dem Körper.
- Der Bizeps leistet vorwiegend Haltearbeit (isometrische Muskelspannung). Die Intensität ist abhängig vom Körpergewicht des getragenen Partners und von der Kraft des Übenden.
- **Vorsicht!** Achten Sie beim Anheben und Tragen des Partners auf einen geraden Rücken und die Technik des korrekten Hebens; andernfalls besteht die Gefahr einer Rückenverletzung (Verheben).
- Bei großen Gewichtsunterschieden oder einem schwergewichtigen Partner können beide Partner die maxxF-Individualübung im Sitz durchführen.

Häufige Fehler	Korrektur
Technische Mängel beim Heben und Tragen des Partners	Lernen Sie zunächst die korrekte Hebe- und Tragetechnik (vgl. S. 65)

Dehnung des Bizeps: Bizeps-Dehnung mit Partner

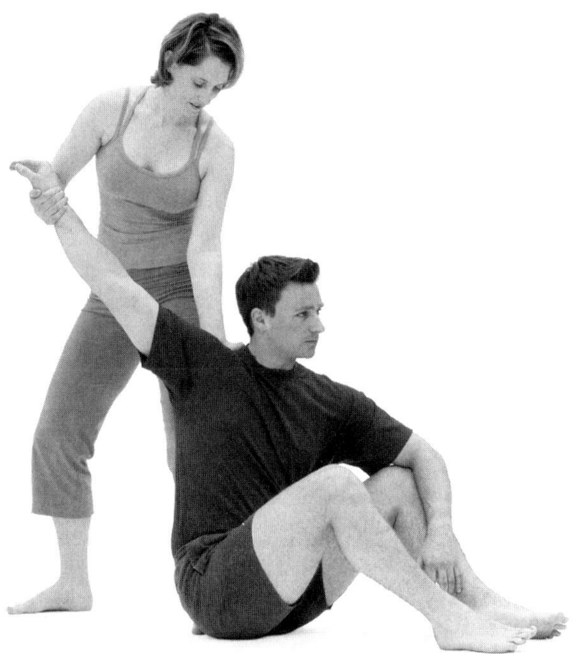

Die Bizeps-Dehnung ist aus gesundheitlichen Gründen von geringer Bedeutung, weil der Bizeps selten verkürzt ist.

- Der Übende sitzt aufrecht am Boden und hebt einen Arm gestreckt seithoch an. Die Kleinfingerkante der Hand zeigt nach oben (Oberarm innenrotiert, Unterarm proniert).
- Der Partner stabilisiert den Rücken des Übenden im Stand mit einem Bein. Der Stützfuß ist seitlich gestellt.
- Der Partner stabilisiert die Schulter des Übenden mit einer Hand und zieht den Arm des Trainierenden vorsichtig rück-hoch, bis dieser eine Dehnung im Bizeps spürt.
- Um Verletzungen im Schultergelenk zu vermeiden, muss der Übende den Partner über mögliches Missempfinden und die gefühlte Dehnintensität informieren (reden!).

Arm-Seitheben gegen den Beinwiderstand

Training für: **Deltamuskel, seitlicher Anteil Schultermuskulatur**

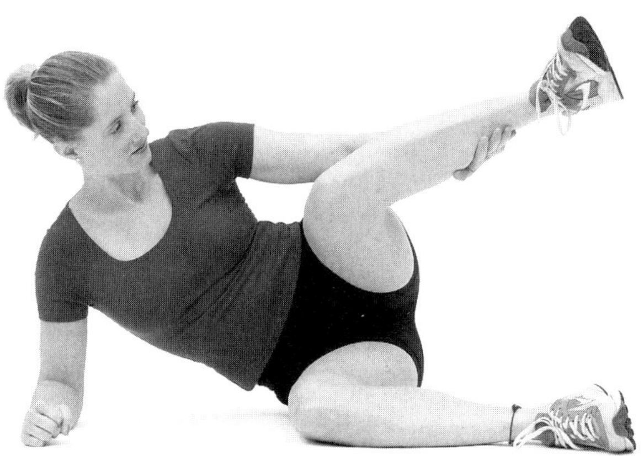

Besonderheiten

- Das Arm-Seitheben gegen den Beinwiderstand ist, wie die Übung Bizeps-Curl gegen den Beinwiderstand, eine maxxF-Innovation und eine sehr effektive Übung für den seitlichen Deltamuskel.
- Die hohe Effektivität dieser ungewöhnlichen und neuen Übung liegt, wie bei der Übung Bizeps-Curl gegen den Beinwiderstand, in der Möglichkeit, in allen Bewegungsphasen maximale Widerstände zu setzen. Dies ist bei einem konstanten Hantel- oder Maschinengewicht nicht möglich. Allerdings erfordert das Ausnützen dieses Vorteils den Willen des Übenden, sich in jeder Phase der Bewegung maximal anzustrengen und den Beinwiderstand selbständig durchgehend «am Limit» zu halten.

Varianten

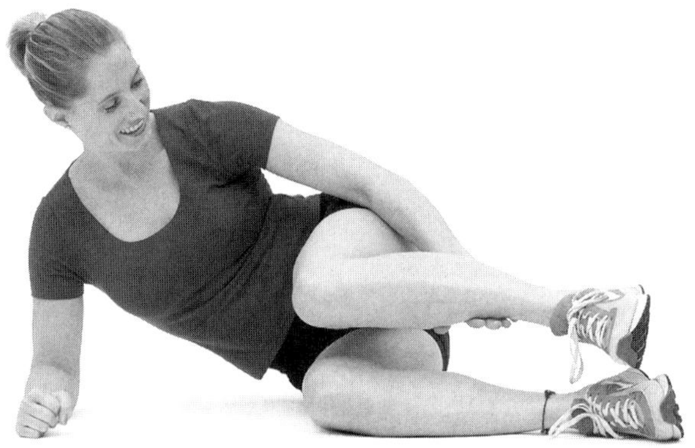

Arm-Seitheben gegen den Beinwiderstand, Ausgangsstellung

Arm-Seitheben gegen den Beinwiderstand, Endstellung

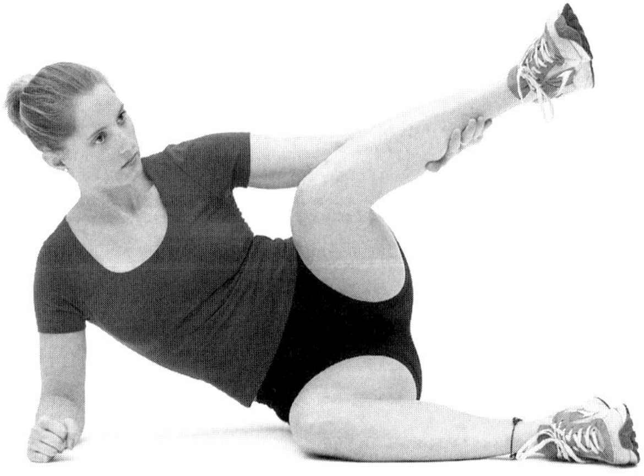

Übungsausführung

- Stützen Sie sich in Seitlage am Boden auf den Unterarm und ziehen Sie beide Beine gebeugt an (Hüftgelenkwinkel ca. 90°).
- Die Hand des trainierenden Armes fasst von außen unter den Unterschenkel unmittelbar über dem Knöchel. Greifen Sie so weit unter das Bein, dass Sie das Bein mit dem Handgelenk heben und bremsen, nicht mit dem Handrücken. Der Handrücken und das Handgelenk des innenrotierten Armes zeigen dabei nach oben.
- Heben Sie nun den Arm gegen den Widerstand des Beines an und senken Sie das Bein, bis beide Beine wieder geschlossen sind. Setzen Sie dabei einen kontinuierlichen, gerade noch bewältigbaren Widerstand.
- Der fast gestreckte Arm wird nicht auf das Becken aufgelegt, sondern das Seitheben des Armes erfolgt frei schwebend. Achten Sie beim Stützarm auf einen hohen, aktiven Stütz, bei dem die Schulter nach hinten unten gezogen wird.

TIPP Das Ausnützen der höheren Kraftleistung im negativen Teil der Bewegung erhöht die Effektivität der Übung.

TIPP Der geringe Abspreizwinkel des Armes vom Rumpf macht den Einsatz der Schulterblatt drehenden Muskeln unmöglich und isoliert somit den Einsatz des Deltamuskels.

Häufige Fehler	Korrektur
Das Bein wird aktiv abgespreizt	Das Beingewicht schwer machen
Beim Anheben des Beines wird die Schulter nach oben gezogen	Die Schulter nach unten drücken
Die Hand fasst von vorne unter den Unterschenkel	Fassen Sie mit der Hand von außen unter das Bein

maxxF-Partner: «Flügellahm»

Ausgangsstellung

Endstellung

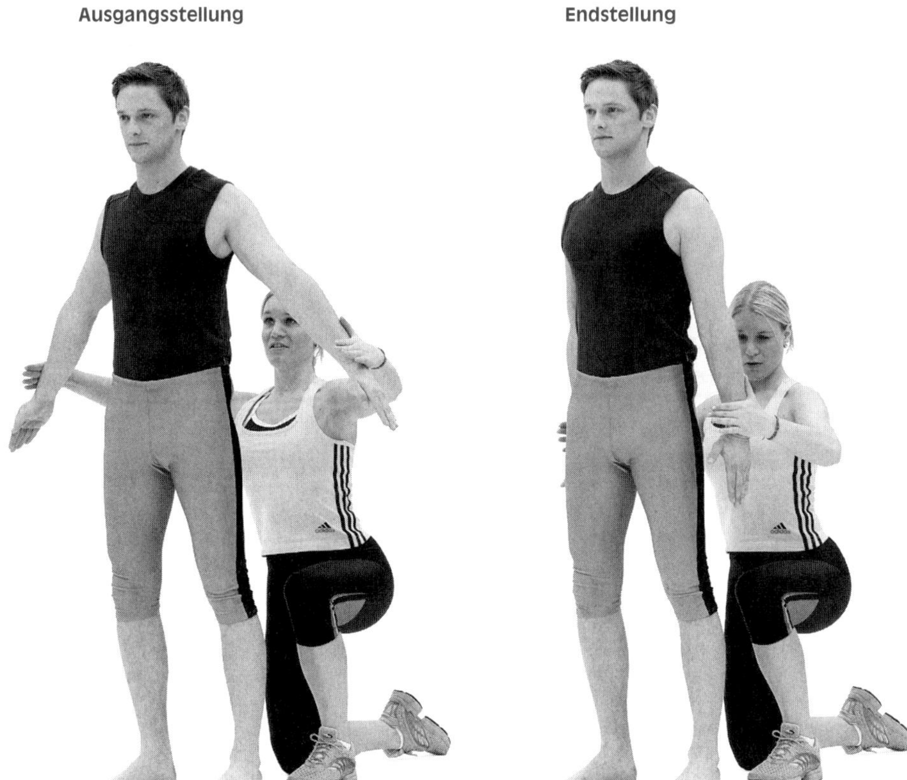

Arme 45° abspreizen gegen den Partnerwiderstand

- Der Partner kniet im Knieausfallschritt hinter dem Übenden und drückt dessen gestreckte Arme gegen die Oberschenkel.
- Der Trainierende spreizt die fast gestreckten Arme gegen den Widerstand des Partners bis maximal 45° ab. Dann drückt der Partner die Arme des Übenden wieder zurück, bis sie die Oberschenkel berühren.
- Je tiefer an den Unterarmen der Widerstand gesetzt wird, desto leichter fällt es dem Partner, einen angemessenen Druck auszuüben (längerer Hebel).
- Der Krafteinsatz des Übenden und der Gegendruck des Partners sollen kontinuierlich, ohne «Spannungslöcher», in der positiven und verstärkt in der negativen Phase der Bewegung erfolgen.
- Bei sehr großen Kraftunterschieden der Partner darf der Stärkere den Schwächeren nicht blockieren (kein Wettkampf!).

TIPP Die Übung ist für den Partner, der den Druck ausübt, ein intensives Training der Brustmuskulatur.

Häufige Fehler	Korrektur
Nachlassender Krafteinsatz des Übenden in der nachgebenden Phase der Bewegung	Der Partner muss den Übenden dazu auffordern, in der nachgebenden Phase der Bewegung eine große bremsende Kraft einzusetzen

Dehnübung für den Deltamuskel, seitlicher Anteil

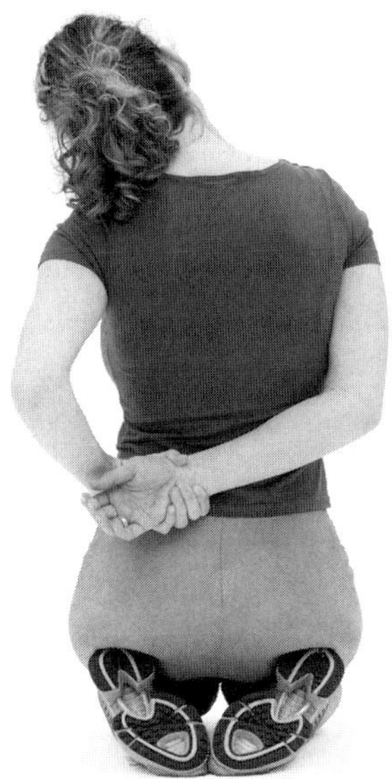

- Fassen Sie ein Handgelenk hinter dem Körper und ziehen Sie den Arm zur Gegenseite.
- Richten Sie das Brustbein auf, werden Sie «stolz».
- Halten Sie die Schultern parallel und neigen Sie den Kopf leicht zur Gegenseite.
- Verwenden Sie die Methode der Dauerdehnung.

Unterarmklemme

Training für: **Adduktoren**

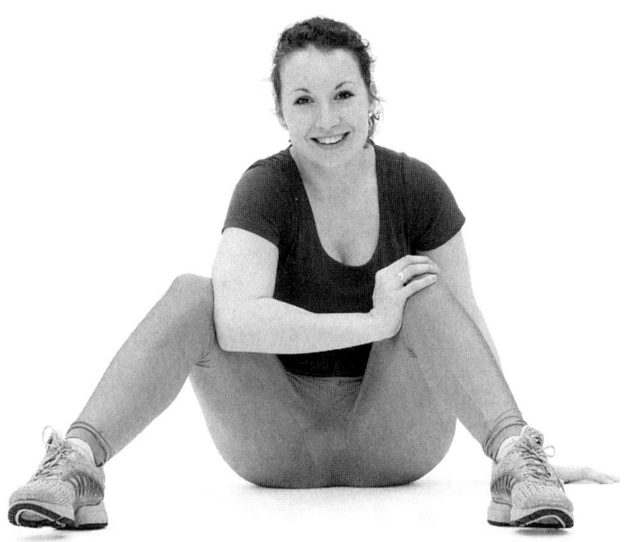

Besonderheiten

- Die Unterarmklemme ist eine statische Übung. Statisches Training ist sehr effektiv, wenn der Widerstand hoch ist.
- Die Intensität hängt bei dieser Übung vom Einsatzwillen des Trainierenden ab. Wenn Sie sich maximal anstrengen und einen sehr hohen Pressdruck erzeugen, werden Sie optimale Trainingseffekte erreichen.

Varianten

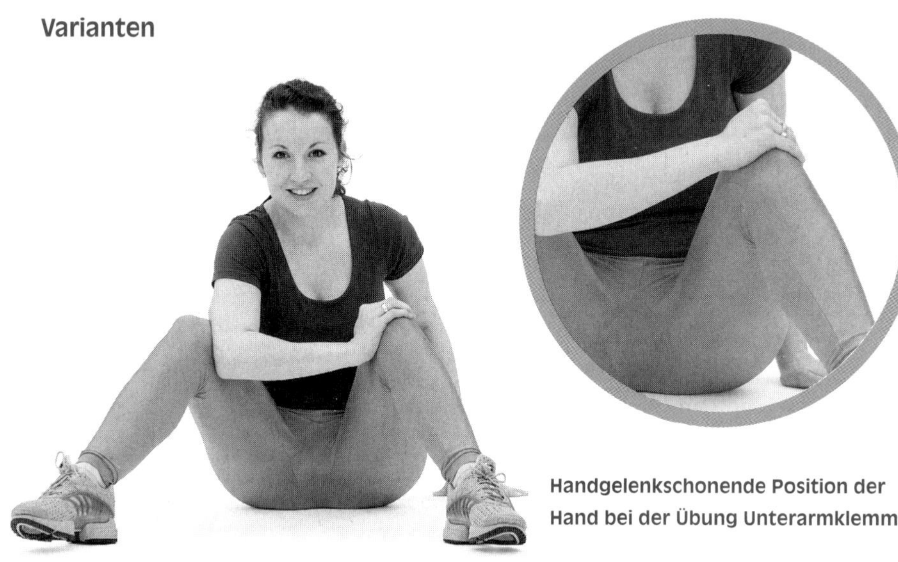

Handgelenkschonende Position der Hand bei der Übung Unterarmklemme

Unterarmklemme mit maximalem bzw. starkem Pressdruck und mit oder ohne Endkontraktionen

Übungsausführung

- Setzen Sie sich auf den Boden und spreizen Sie die gebeugten Beine leicht.
- Blockieren Sie mit dem Unterarm die Spreizstellung der Beine. Setzen Sie die Hand so gegen das Ende des Oberschenkelknochens, dass sich ein großer Winkel im Handgelenk ergibt und das Handgelenk beim Pressdruck nicht stark abgewinkelt wird. Dadurch vermeiden Sie Schmerzen im Handgelenk.
- Entwickeln Sie eine maximale isometrische Muskelspannung und fahren Sie bei Ermüdung mit einer normalen hohen Intensität fort. Zusätzlich können Sie die Intensität durch Endkontraktionen erhöhen.

Häufige Fehler	Korrektur
Explosive Muskelkontraktion	Erhöhen Sie die Muskelspannung im Verlauf der ersten 10 Sekunden kontinuierlich
Zu geringe Muskelspannung	Entwickeln Sie sehr hohe Muskelspannungen, die Sie durch Endkontraktion noch verstärken

maxxF-Partner: «Bremspresse»

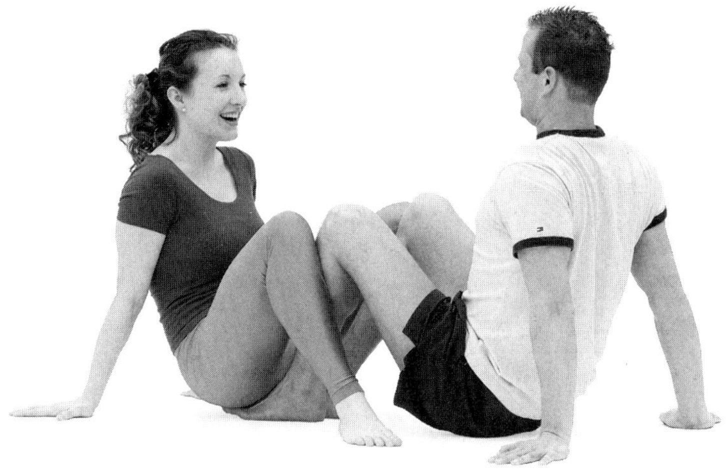

Bremspresse, Kräftigung der Ab- und Adduktoren

- Die Partner setzen sich mit gebeugten Beine so gegenüber, dass sich der Partner A, dessen gespreizte Beine außen sind, auf die Füße des Partners B setzt, dessen Beine innen sind.
- Die Positionen der Beine müssen so verändert werden, dass keine Druckschmerzen, Knochen auf Knochen, entstehen.
- Partner B spreizt die Beine (Abduktorentraining) gegen den nachgebenden Widerstand von Partner A (Adduktorentraining). Anschließend schließt Partner A die Beine, und Partner B gibt bremsenden Widerstand.
- Partnerwechsel.

Häufige Fehler	Korrektur
Jeder Partner versucht den anderen zu blockieren	Kein Wettkampf! Regulieren Sie die Widerstände so, dass eine flüssige Bewegung mit optimalem Krafteinsatz des schwächeren Partners möglich wird
Zu kleine Bewegungsamplitude	Nutzen Sie Ihren Beweglichkeitsspielraum aus

Dehnung für die Adduktoren: Spreizsitz

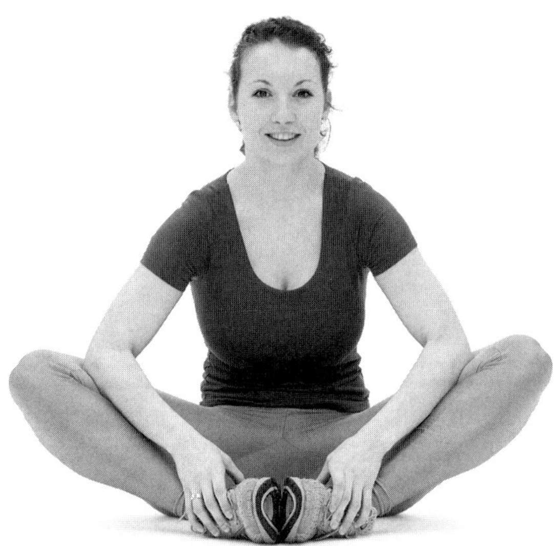

Dehnung der Adduktoren im Spreizsitz

- Ziehen Sie im Spreizsitz mit gebeugten Beinen die Fersen an den Körper und legen Sie die Fußsohlen aneinander.
- Fassen Sie Ihre Unterschenkel mit beiden Händen und drücken Sie mit den Unterarmen (Ellbogen oberhalb der Knie am Oberschenkel) die Beine so auseinander, dass Sie die Dehnung in den Adduktoren spüren.
- Dehnen Sie mit der Methode der Dauerdehnung oder der wiederholten Dehnung.

Einbeinkniebeuge

Training für: **Vierköpfigen Oberschenkelmuskel, großen Gesäßmuskel**

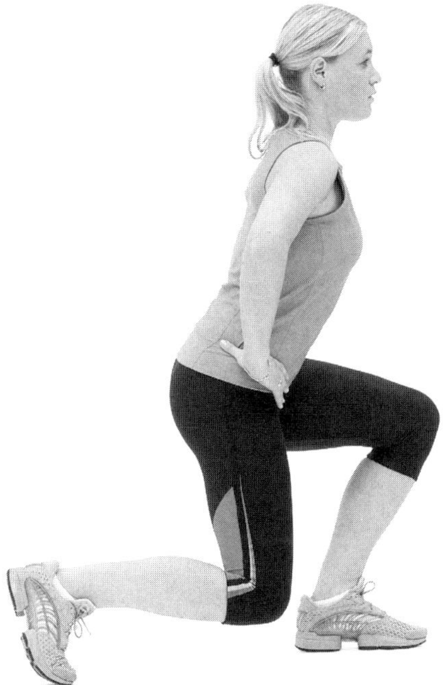

Besonderheiten

- Die Einbeinkniebeuge ist eine gute Möglichkeit, die Bein- und Hüftstreckmuskulatur effektiv zu kräftigen, ohne Zusatzgewichte zu benutzen. Da der größere Teil des Körpergewichts auf einem Bein lastet, werden der Quadrizeps und der große Gesäßmuskel intensiv trainiert. Dabei gilt, je schwerer der Körper, desto größer ist die Belastung.
- Der untere Rücken, der bei allen beidbeinigen Kniebeugevarianten mit Hanteln oder an Maschinen hoch beansprucht wird, wird bei der Einbeinkniebeuge nur sehr wenig belastet. Dadurch entfällt jegliches Verletzungs- und Überlastungsrisiko für den unteren Rücken.
- Die häufig auftretenden Verschleißbeschwerden im Kniegelenk lassen sich durch einen sinnvollen Einsatz der Einbeinkniebeuge sowohl präventiv als auch rehabilitativ positiv beeinflussen. Voraussetzung ist eine ärztliche Diagnose, die das Training empfiehlt, und die Wahl einer Übungsvariante, die ein schmerzfreies Training ermöglicht (vgl. die folgenden Varianten der Einbeinkniebeuge).

Varianten

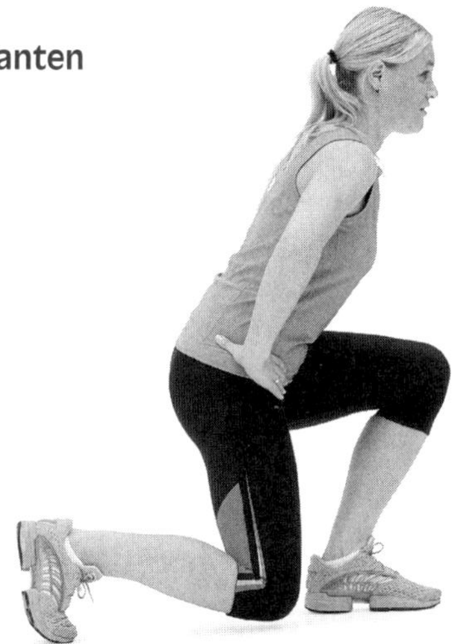

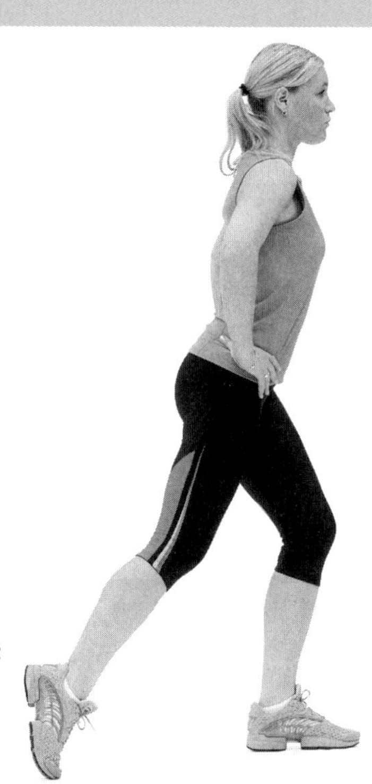

(Oben) Einbeinkniebeuge tief, Körpergewicht auf dem vorderen Bein, Beugeposition

(Rechts) Einbeinkniebeuge, Körpergewicht auf dem vorderen Bein, Streckposition

(Unten) Einbeinkniebeuge tief, Körpergewicht auf beiden Beinen

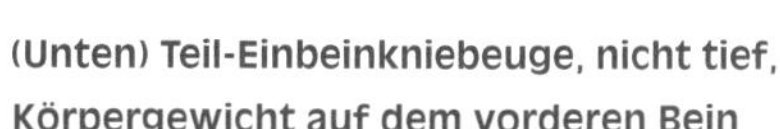

(Unten) Teil-Einbeinkniebeuge, nicht tief, Körpergewicht auf dem vorderen Bein

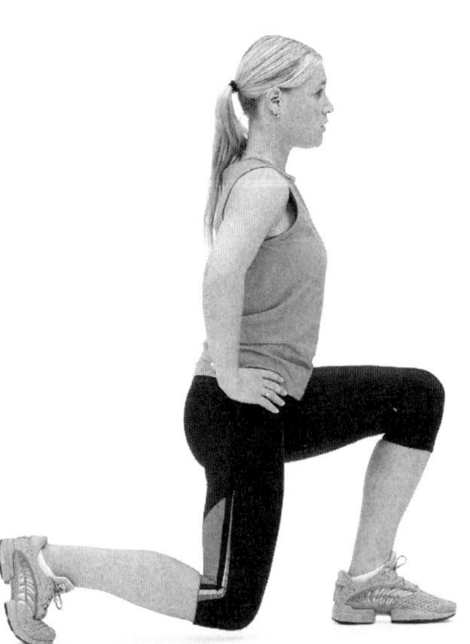

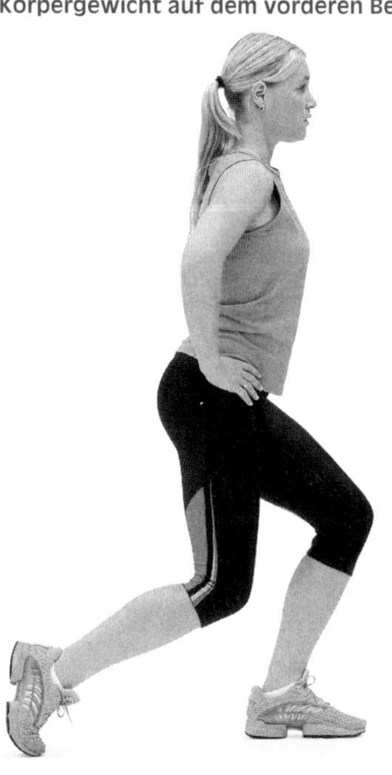

Übungsausführung

- Verlagern Sie das Körpergewicht im Stand auf ein Bein. Das freie Bein wird mit der Fußspitze etwas zurückgesetzt und hüftbreit nach außen gestellt, um das Gleichgewicht leichter halten zu können.
- Wenn Sie senkrecht nach unten blicken, befinden sich Ihre Augen während der gesamten Einbeinkniebeuge immer vor der Fußspitze des Trainingsbeins. Die Hände können Sie in die Hüften stützen.
- Beugen Sie das Standbein, bis das Knie des Spielbeins den Boden auf der Höhe der Ferse des Standbeins berührt (vgl. Bild 1, Beugeposition). Beim Aufrichten aus der Kniebeugeposition bleibt das Trainingsbein in der höchsten Position leicht gebeugt, das Spielbein ist gestreckt (vgl. Bild 2, Streckposition).
- Die Ferse muss immer am Boden bleiben. Es ist vor allem in der Beugeposition wichtig, dass Druck auf der Ferse lastet, um das Kniegelenk nicht zu überlasten.
- Die Gesamtbewegung erfolgt kontinuierlich, langsam, ohne Stopp in der höchsten und der tiefsten Position.
- Die Verringerung der Intensität erfolgt durch eine gleichmäßige Gewichtsverteilung auf beide Beine (Bild 3), wobei das hintere Bein weiter zurückgesetzt wird. Bei der leichtesten Variante (Bild 4), die besonders kniegelenkschonend ist, wird nur eine Teil-Kniebeuge ausgeführt.

Häufige Fehler	Korrektur
Beim Beugen des Beines löst sich die Ferse vom Boden	Verlagern Sie das Gewicht so, dass die Ferse immer belastet ist
Das Körpergewicht ist auch bei der schweren Variante auf beide Beine verteilt	Ziehen Sie den Fuß des Spielbeins weiter nach vorne und lassen Sie das gesamte Körpergewicht während der kompletten Bewegung auf dem Trainingsbein
Zu schnelle Bewegungsausführung und Stopps in der höchsten und tiefsten Positio	Führen Sie die Bewegung langsam, stetig, ohne Stopps und Beschleunigungen aus

maxxF-Partner: Partner-Knicks

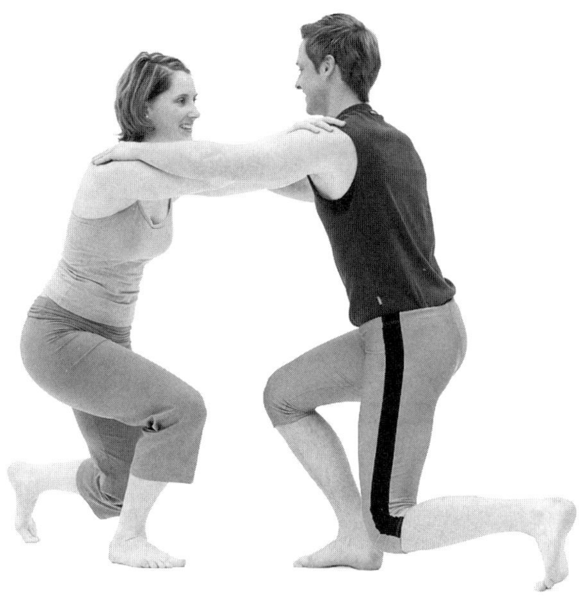

Einbeinkniebeuge mit Partner

- Legen Sie in Gegenüberstellung beide Hände auf die Schultern des Partners. Beide Partner verlagern Ihr Körpergewicht auf das vordere Bein. Partner A stellt das rechte Bein nach vorne, Partner B das linke.
- Beide Partner führen gleichzeitig Einbeinkniebeugen durch. Beachten Sie die korrekte Technik der Einbeinkniebeuge.
- Schenken Sie dem Partner ein Lächeln!

maxxF-Partner: Partner-Lift

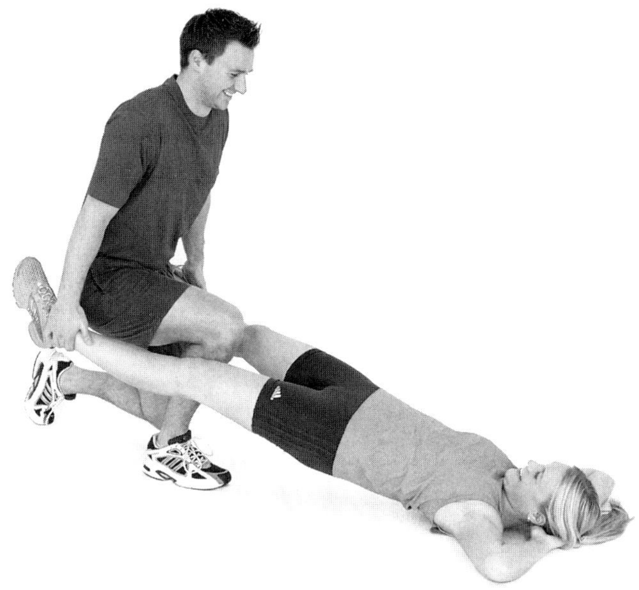

Einbeinkniebeuge mit Partnergewicht

- Stellen Sie sich zwischen die gegrätschten Beine des liegenden Partners.
- Der Liegende hebt die gestreckten Beine an, sodass der Stehende sie oberhalb der Knöchel greifen kann. Nun streckt der Liegende das Hüftgelenk, bis der Körper völlig gestreckt ist (toter Mann mit Körperspannung).
- Der Stehende führt mit dem zusätzlichen Teilgewicht des Partners Einbeinkniebeugen durch. Beachten Sie die korrekte Technik der Einbeinkniebeuge.

Dehnung der Gesäßmuskulatur: «Drehsitz»

Die Dehnung des Geraden Schenkelmuskels bzw. des Quadrizeps ist bereits bei der Übung 11 (vgl. S. 128) dargestellt. Aus diesem Grund wird hier eine Dehnübung für den Großen Gesäßmuskel vorgestellt.

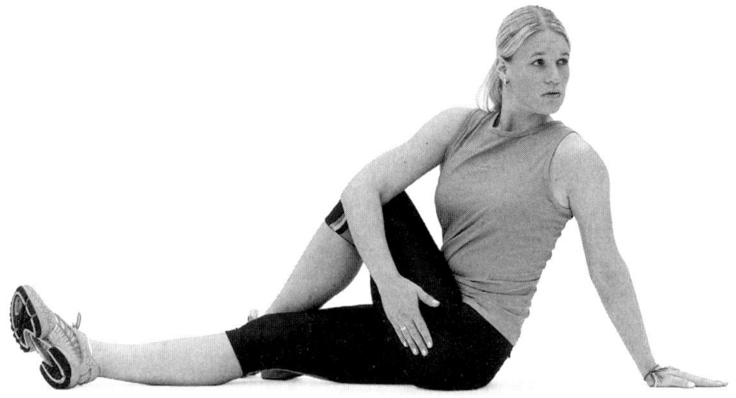

Dehnung der Gesäßmuskulatur, Variante 1

Dehnung der Gesäßmuskulatur, Variante 2

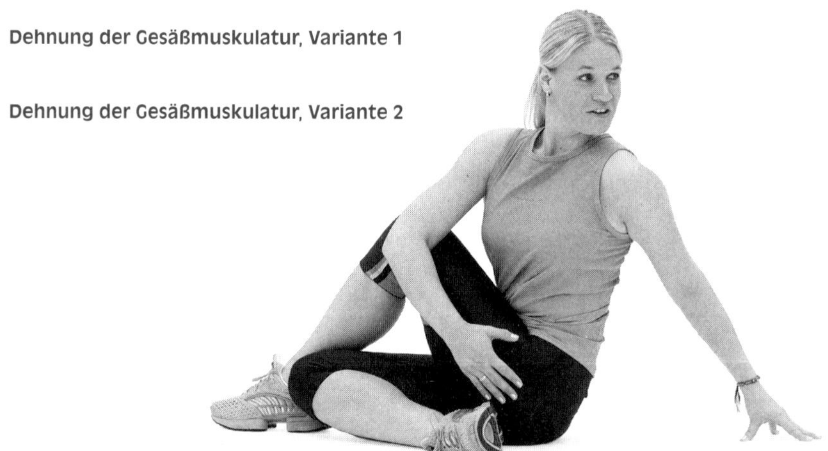

- Stellen Sie im aufrechten Sitz ein Bein gebeugt über das gestreckte andere Bein (Variante 1).
- Drücken Sie den Oberschenkel mit dem Arm diagonal zum Körper und spüren Sie die Dehnung in der Gesäßmuskulatur.
- Wenn Sie sehr beweglich sind, können Sie zusätzlich das gestreckte Bein beugen und die Ferse an das Gesäß ziehen (Variante 2).

Fersenheben

Training für: **Wadenmuskulatur**

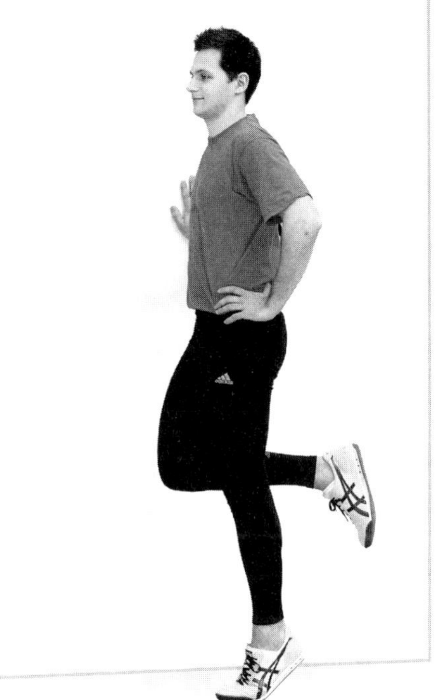

Fersenheben einbeinig

Besonderheiten

- Die Wadenmuskulatur umfasst zwei Muskeln: Den zweigelenkigen Zwillingswadenmuskel und den darunter liegenden eingelenkigen Schollenmuskel. Das optimale Training des Zwillingswadenmuskels erfolgt mit gestreckten Kniegelenken; der Schollenmuskel wird dagegen am besten durch Übungen mit gebeugten Beinen trainiert. Die maxxF-Individualübung wird mit gestreckten Beinen ausgeführt, die maxxF-Partnerübung mit gebeugten Beinen.
- Die Wadenmuskulatur ist sehr kräftig und benötigt für ein effektives Training hohe Lasten. Deshalb wird bei der Individualübung das gesamte Körpergewicht von einem Bein getragen und bei der beidbeinigen Übung das Partner-Gewicht genutzt.

Varianten

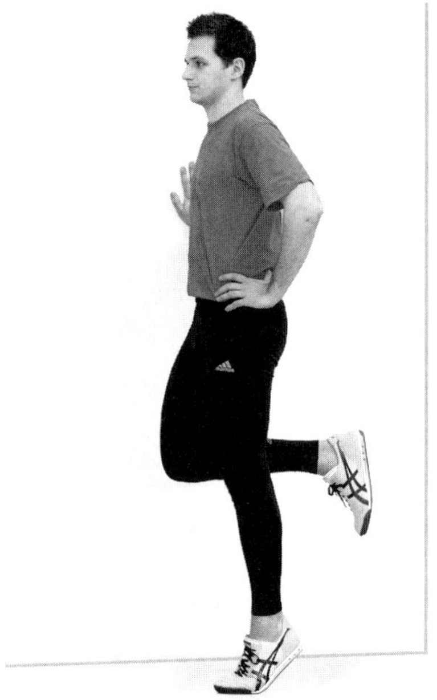

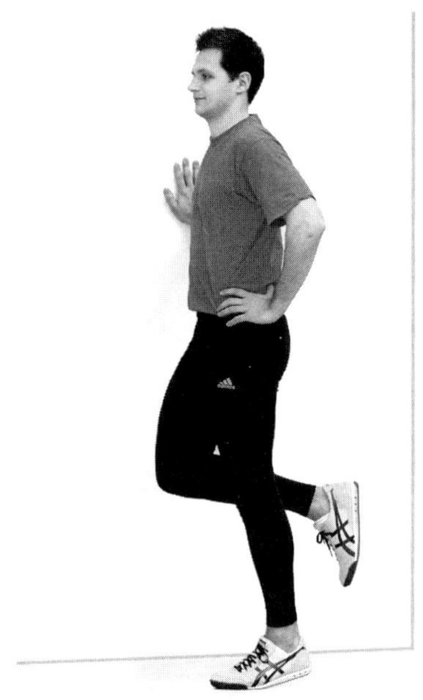

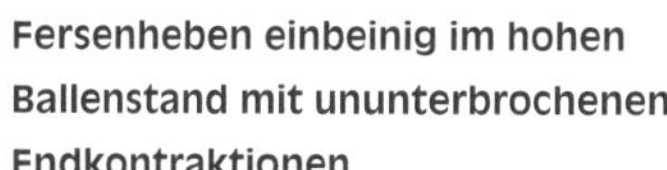

Fersenheben einbeinig im hohen Ballenstand mit ununterbrochenen Endkontraktionen

Fersenheben einbeinig dynamisch mit kompletter Bewegungsamplitude

Übungsausführung

- Stellen Sie sich auf ein Bein seitlich an eine Wand und stützen Sie sich dort ab. Das Kniegelenk ist gestreckt, der Oberkörper aufrecht.
- Heben Sie den Körper in den maximal hohen Ballenstand.
- Erhöhen Sie die Intensität durch Endkontraktionen (Variante 1) und verringern Sie die Intensität bei muskulärer Ermüdung oder einem Krampf durch dynamisches Heben und Senken des Körpers (Variante 2).

Häufige Fehler	Korrektur
Das Kniegelenk wird (leicht) gebeugt	Strecken Sie das Kniegelenk und bewegen Sie nur das Sprunggelenk
Die Ferse wird auf dem Boden abgesetzt	Halten Sie die Dauerspannung aufrecht; die Ferse bleibt immer abgehoben
Zu geringe Intensität	Streben Sie die maximale Hubhöhe an

maxxF-Partner: «Hoppe-Reiter»

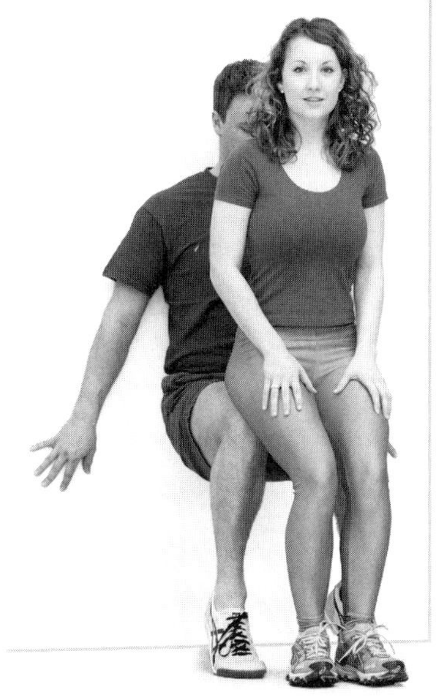

Fersenheben im Sitz an der Wand mit Partner

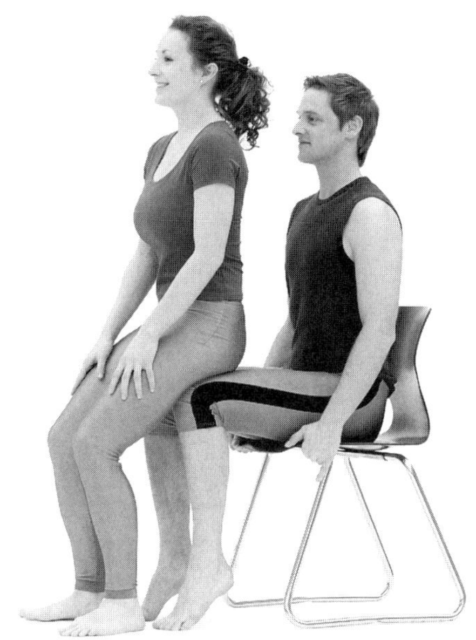

Fersenheben im Sitz auf einem Stuhl mit Partner

- Der Übende lehnt sich mit dem Rücken gegen eine Wand, sodass der Winkel in den Hüft- und Kniegelenken 90° beträgt (Variante 1). Alternativ kann er sich auf einen Stuhl setzen (Variante 2).
- Der Partner setzt sich auf die Knie des Trainierenden. Dieser hebt beide Fersen maximal hoch an und verstärkt die Intensität durch Endkontraktionen nach oben.

Häufige Fehler	Korrektur
Der Übende hat keine korrekte Ausgangsposition an der Wand eingenommen	Nehmen Sie eine stabile Position ein
Der Übende rutscht mit dem Gesäß immer tiefer	Behalten Sie die Ausgangsposition bei. Brechen Sie die Übung bei Ermüdung ab

TIPP Zur Abwechslung, als Abschluss des Partnerprogramms oder als Scherzübung kann aus der Partnerübung auch der 4er-Turm «die Bremer Stadtmusikanten» werden. Dieses labile Gebäude fällt meist unter Gelächter in sich zusammen.

Die Bremer Stadtmusikanten

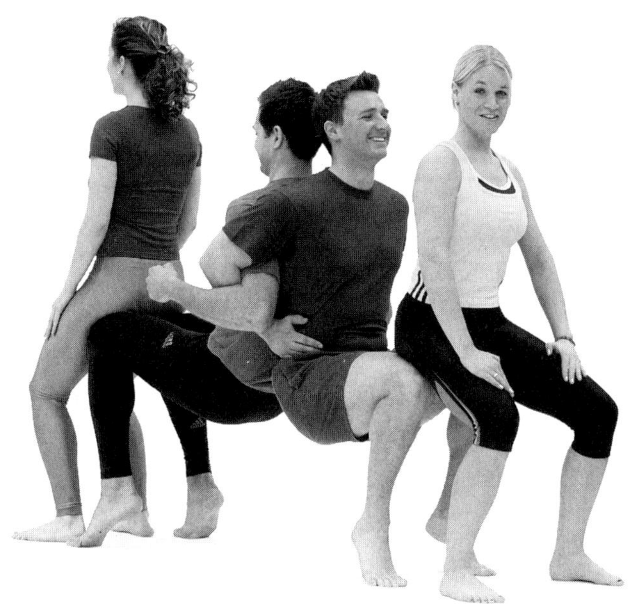

Dehnung der Wadenmuskulatur: Wadenstretch

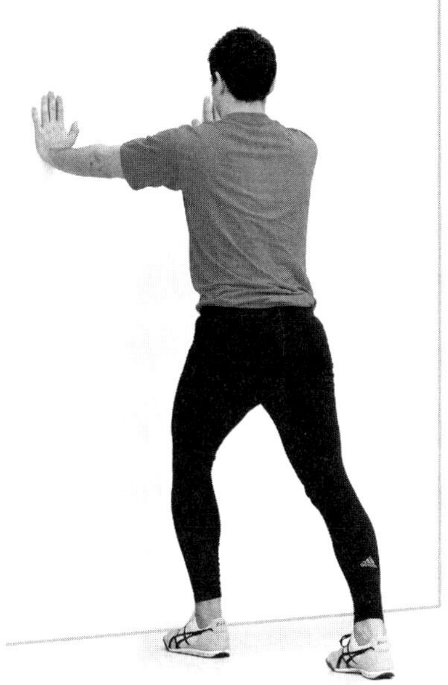

Dehnung des Zwillingswadenmuskels

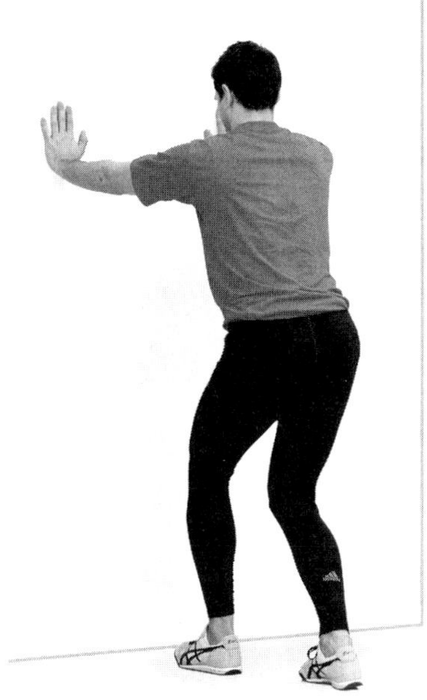

Dehnung des Schollenmuskels

- Stützen Sie sich im Ausfallschritt mit gestreckten Armen an der Wand.
- Die Ferse des hinteren gestreckten Beins bleibt fest am Boden und darf nicht angehoben werden.
- Bei Variante 1 schieben Sie die Hüfte nach vorne und spüren die Dehnung im oberen Bereich der Wade.
- Bei Variante 2 verlegen Sie den größten Teil des Körpergewichts auf das hintere Bein und beugen das Kniegelenk maximal; das bedeutet, dass Sie das Knie, so weit Sie können, nach vorne schieben. Die Ferse bleibt weiterhin am Boden fixiert. Spüren Sie die Dehnung im Übergang der Achillessehne in die Wadenmuskulatur.
- Nutzen Sie die Methode der Dauerdehnung oder der wiederholten Dehnung.

Die MaxxF-Trainingsprogramme

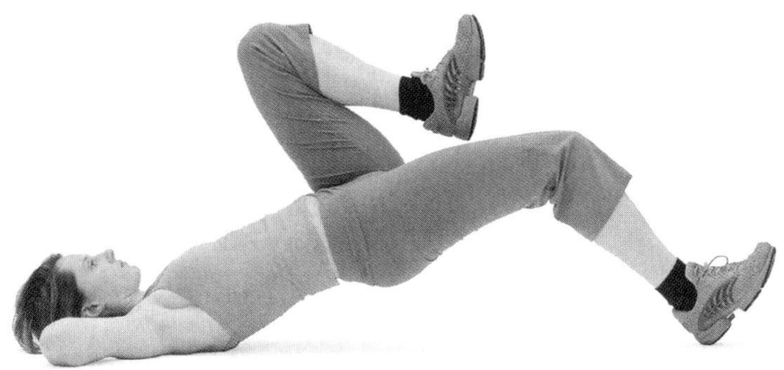

Programme mit Einzelübungen

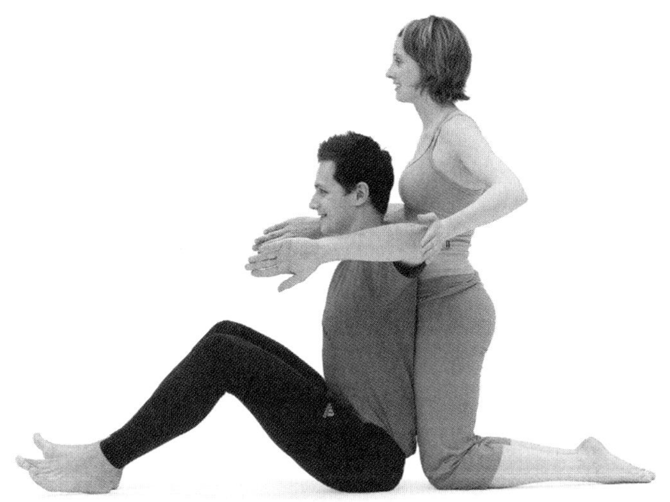

Programme mit Partnerübungen

Wählen Sie das passende Programm

Die 16 maxxF-Übungen sind die Grundlage für die folgenden sechs Programme mit Einzelübungen und die sechs Programme mit Partnerübungen. Bei der Wahl des passenden Programms sollten Sie folgende Aspekte berücksichtigen:

- **Ihre Voraussetzungen**
  Sind Sie Trainingseinsteiger, dann erlernen Sie zunächst die technisch korrekte Ausführung der Übungen und wählen jeweils die Übungsvariante, die Sie fehlerfrei ausführen können.
  Als Fortgeschrittene beherrschen Sie bereits intensive Übungsvarianten und können daran arbeiten, aus jeder Übung das Beste herauszuholen.

- **Ihre persönlichen Ziele**
  Wenn Körperformung und Fettabbau Ihre Hauptziele sind, müssen Sie ein kalorisches Defizit erzeugen, indem Sie möglichst viele Kalorien ausgeben und die Kalorienaufnahme einschränken. Das erreichen Sie durch das maxxF-Komplett- oder Mammut-Programm, ergänzt durch regelmäßiges Ausdauertraining und eine quantitative und qualitative Ernährungsumstellung.
  Bei dem Hauptziel Beschwerdereduzierung stehen das Rückenprogramm oder Ihr individuelles, auf Ihre Beschwerden zugeschnittenes Präventions- oder Rehaprogramm im Mittelpunkt.
  Muskelaufbau erreichen Sie durch die intensiven Übungsvarianten, das Komplett- oder Mammut-Programm und eine eiweißreiche, leicht überkalorische Ernährung.

- **Allen Programmen sind folgende Erfolgsfaktoren gemeinsam:**
  Alle maxxF-Übungen wurden auf der Basis von wissenschaftlichen elektromyographischen Messungen ermittelt. Es sind die intensivsten und effektivsten Übungen für jede Muskelgruppe ohne Geräte. Mehrere maxxF-Übungen sind effektiver als die bisher bekannten Übungen mit Maschinen und Hanteln.
  Alle Programme benötigen wenig Zeit, sind hoch intensiv und sehr effektiv. Das Verhältnis von zeitlichem Aufwand und Trainingserfolg ist optimal.

Alle Programme sind so genannte Einsatzprogramme (Ausnahme: Mammut-Programm). Das bedeutet, dass von jeder Übung nur ein Satz von 30, 45 oder 60 Sekunden Dauer ausgeführt wird. Trainingsstudien der Universität Bayreuth belegen, dass ein Einsatztraining, 2 x pro Woche, sehr hohe Kraftsteigerungen, zumindest in den ersten 6 Monaten, hervorruft und die Unterschiede zu einem Dreisatztraining überraschend gering ausfallen.

- Die bei jeder der 16 maxxF-Übungen ergänzte **Dehnübung** kann bei den maxxF-Programmen im Cool-down-Abschnitt (Abwärmen) als sanfte Dehnung zum Ausklang des Programms oder als «Pausenfüller» in den kurzen Erholungsphasen zwischen den Übungen eingesetzt werden.
  Auch als gesonderte Dehntrainingseinheit eignen sich die 16 Dehnübungen sehr gut. Dabei erreichen Sie bei regelmäßigem Einsatz sowohl eine Verbesserung der Beweglichkeit als auch der Muskelkraft (vgl. S. 66/67)

- **Vorsicht!** Beschwerden und Schmerzen, die beim Üben auftreten und während der Belastung nicht verschwinden, sind Warnzeichen, die Sie nicht übergehen dürfen. Wählen Sie eine weniger intensive Übungsvariante und lassen Sie, wenn das nicht Abhilfe schafft, diese Übung weg. Nicht gemeint ist damit der «berüchtigte» maxxF-Muskelkater, der nach intensivem Training häufig auftritt, aber folgenlos nach wenigen Tagen wieder verschwindet. Bei regelmäßigem maxxF-Training bleibt nicht nur der Muskelkater aus, sondern Beschwerden (z. B. Rückenschmerzen) werden verringert oder verschwinden ganz. maxxF kann sehr gut auch als Präventions- und Rehaprogramm genutzt werden.
- Der wichtigste Erfolgsgarant für alle maxxF-Programme ist die **Regelmäßigkeit** des Trainings. Einmal ist keinmal, und lange Trainingspausen lassen die vorher erarbeiteten Fortschritte schmelzen wie Schnee in der Sonne. Deshalb ist einmal maxxF pro Woche Pflicht; bei zweimal maxxF pro Woche erreichen Sie ein optimales Verhältnis von Aufwand zu Ertrag; dreimal maxxF pro Woche bringt noch etwas höheren Gewinn, und häufigeres Training ist eher kontraproduktiv und wenig sinnvoll.

Die maxxF-Programme mit Einzelübungen

Der Darstellung der sechs Programme ist ein maxxF-Programm-Planer vorangestellt, der einen Überblick über das Programmangebot gibt. Die unterlegten Felder kennzeichnen die im Programm enthaltenen Übungen. Das sind z. B. im 5-Minuten-Mini-Programm die Übungen Liegestütz, Bodenrudern und Einbeinkniebeuge. Die auf den maxxF-Planer folgenden Programmdarstellungen im Bild sollen Ihnen als Trainingsvorlage und -hilfe dienen. Eine kurze Programmcharakteristik sowie Angaben zum Trainingsumfang und zu den Einsatzfeldern machen Ihnen die Auswahl des passenden Programms leicht.

Die präzisen Übungsbeschreibungen, die Übungsvarianten, die jeweilige Dehnübung und weitere wichtige Hinweise finden Sie in den ausführlichen Übungsdarstellungen auf den Seiten 57 bis 153.

Die maxxF-Programme mit Einzelübungen machen Sie völlig unabhängig von Ort, Zeit und anderen Personen. Sie können überall, mit einer selbst gewählten Übungsdauer von 5 bis 60 Minuten, allein, mit einem Partner oder in einer Gruppe trainieren oder ein Kursangebot in einem Fitness-Studio, Sportverein, einer Volkshochschule oder Universität besuchen. Zurzeit (2006) werden original maxxF-Kurse ausschließlich in den über 700 Fitness-Studios, die mit der Inline-Akademie zusammenarbeiten, und der Universität Bayreuth angeboten. Folgende sechs Programme mit Einzelübungen stehen Ihnen zur Auswahl:

- Das 5-Minuten-Mini-Programm, 3 Übungen, 3 Sätze
- Das 10-Minuten-Kurz-Programm, 7 Übungen, 9 Sätze
- Das 15-Minuten-Rücken-Programm, 8 Übungen, 11 Sätze
- Das 30-Minuten-Komplett-Programm, 16 Übungen, 23 Sätze
- Das 60-Minuten-Mammut-Programm, 16 Übungen, 38 Sätze
- Ihr persönliches Programm bietet Ihnen die Möglichkeit, ganz individuell Ihre Lieblingsübungen auszuwählen, verhasste Übungen oder solche, bei denen Sie Beschwerden haben, wegzulassen, von Ihren persönlichen Topübungen 1, 2, 3 oder mehr Sätze zu machen oder eigene, nicht im maxxF-Programm enthaltene Übungen hinzuzufügen. Ihrer Kreativität und Ihren individuellen Wünschen sind keine Grenzen gesetzt. Stellen Sie sich Ihr eigenes Programm zusammen.

MAXXF-PLANER FÜR PROGRAMME MIT EINZELÜBUNGEN

Nr.	Programm Übung/Vorgabe	Mini-Programm 5 Min. Sätze 1 oder 2 oder 3	Sek. 30 oder 45 oder 60	Dehnen	Kurz-Programm 10 Min. Sätze 1	Sek. 30 oder 45 oder 60
	Warm-up					
1.	Käfer-Crunch					
2.	Unterarmstütz seitlich (r./l.)					
3.	Beckenlift (r./l.)					
4.	Reverse Flys lang					
5.	Liegestütz					
6.	Bodenrudern					
7.	Beinrückheben					
8.	Beugestütz (Dips)					
9.	Beinesenken					
10.	Reverse Flys kurz					
11.	Beinheben gestreckt (r./l.)					
12.	Bizeps-Curl gegen den Beinwiderst. (r./l.)					
13.	Arm-Seitheben gegen Beinwiderst. (r./l.)					
14.	Unterarmklemme					
15.	Einbeinkniebeuge (r./l.)					
16.	Fersenheben (r./l.)					
	Summe der Übungen		3			7
	Summe der Sätze		4			9

* Am Ende des Programms jeweils ca. 5 Minuten Dehnen

…cken-Programm 15 Min.			Komplett-Programm 30 Min.			Mammut-Programm 60 Min.			Mein persönliches Programm		
Sätze 1…	Sek. 30 oder 45 oder 60	Dehnen	Sätze 1 oder 2	Sek. 30 oder 45 oder 60	Dehnen	Sätze 1 bzw. 2	Sek. 30 oder 45 oder 60 oder länger	Dehnen	Sätze	Sek.	Dehnen
						1					
						2					
						2					
						2					
						2					
						2					
						2					
						1					
						1					
						2					
						1					
						2					
						2					
						1					
						2					
						1					
8			16			16					
11			23			38					

Das 5-Minuten-Mini-Programm

Motto: Keine Zeit ist hier kein Thema!

Programmcharakteristik: Im amerikanischen Bodybuilding-Training werden die Übungen Bankdrücken, Klimmziehen und Kniebeuge mit der Langhantel als «big three» bezeichnet, weil sie die effektivsten Komplexübungen des Krafttrainings sind. Das 5-Minuten-Mini-Programm enthält die entsprechenden Übungen ohne Geräte, die «maxxF big three», die für Nichtwettkampfsportler durchaus ähnlich wirksam sind.

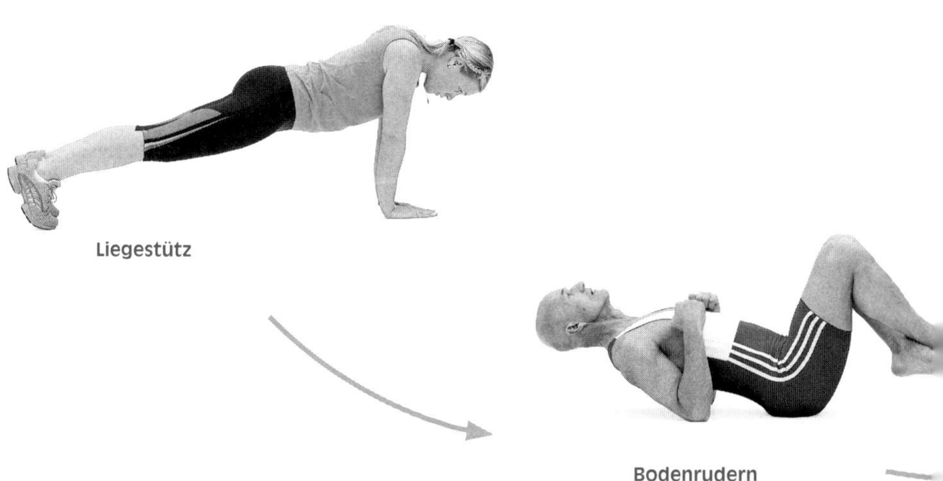

Liegestütz

Bodenrudern

Einsatzfelder: Jede Sportstunde in der Schule, jede Trainingseinheit im Verein, zu Hause, im Hotel, im Urlaub.

Trainingsumfang: Einsatztraining mit 3 Übungen und 3 Sätzen, 2–3-mal pro Woche oder jeden zweiten Tag. Bei zwei oder drei Durchgängen (Zwei- bzw. Dreisatztraining) wird aus dem Mini-Programm ein hocheffektives Körperformungs- und Muskelaufbauprogramm, das immer noch sehr zeitsparend ist.

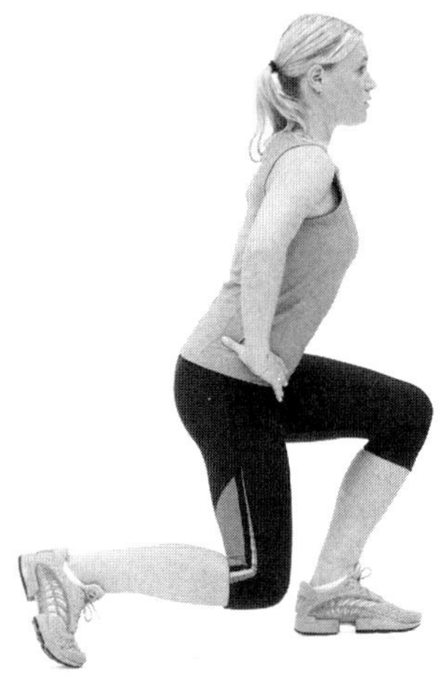

Einbeinkniebeuge

Das 10-Minuten-Kurz-Programm

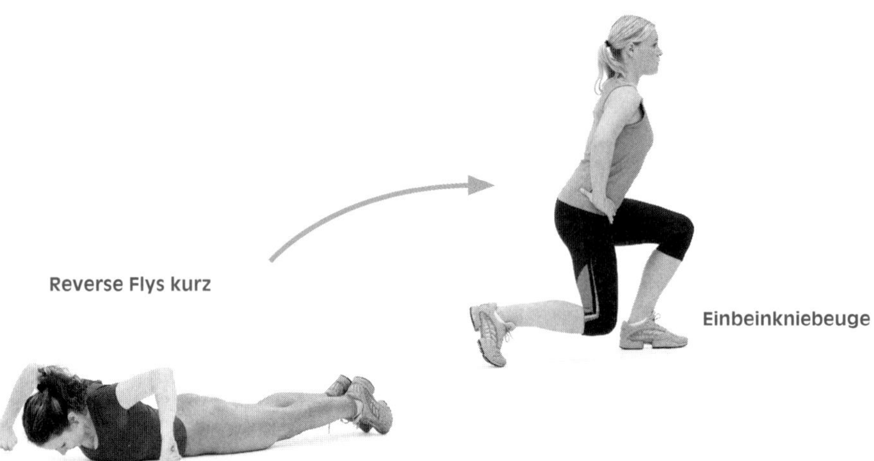

Motto: 2 mal 10 Minuten pro Woche – das muss drin sein!

Programmcharakteristik: Mit dem Kurz-Programm trainieren Sie alle großen Muskelgruppen in sehr kurzer Zeit sehr effektiv.

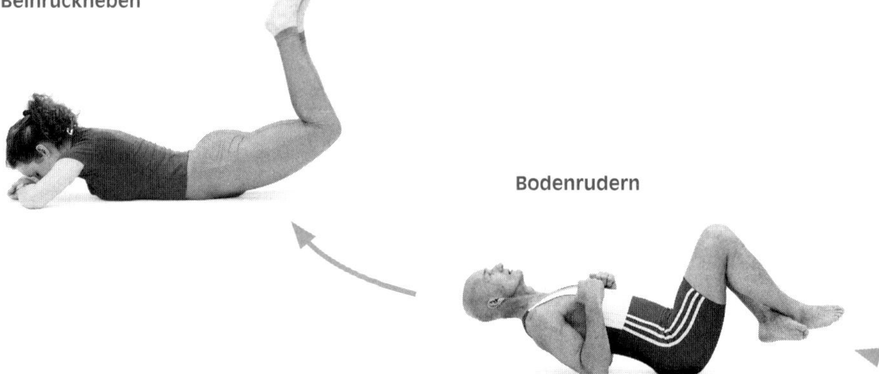

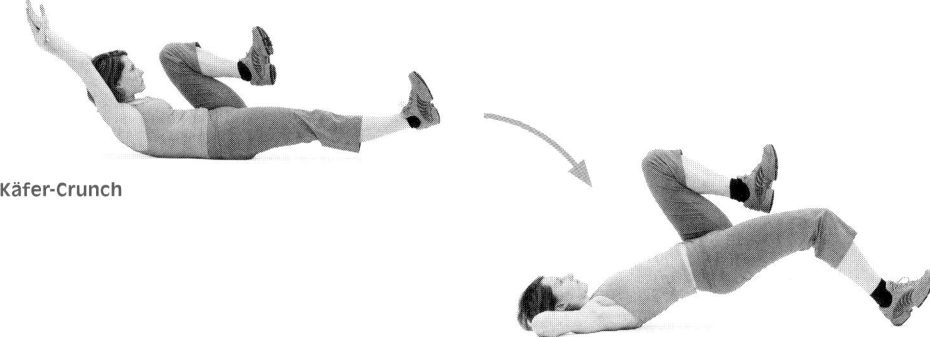

Käfer-Crunch

Beckenlift

Einsatzfelder: Ebenso wie das Mini-Programm kann das Kurz-Programm in alle Trainingseinheiten, in denen das Krafttraining nicht der einzige und wichtigste Baustein ist, leicht integriert werden. Darüber hinaus ist es bestens als Heim-, Urlaubs- und Reiseprogramm geeignet.

Trainingsumfang: Einsatztraining mit 7 Übungen und 9 Sätzen, 2–3 mal pro Woche

Liegestütz

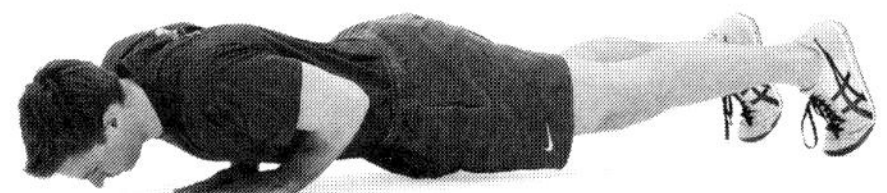

Das 15-Minuten-Rücken-Programm

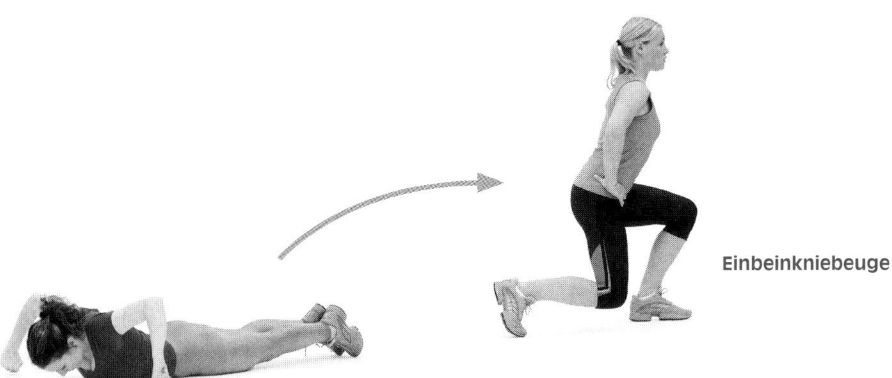

Einbeinkniebeuge

Reverse Flys kurz

Motto: Kein Kreuz mehr mit dem Kreuz!

Programmcharakteristik: Die Volkskrankheit Rückenschmerz wird mit diesem Programm sehr wirksam bekämpft. Leider wird das Breitbandmedikament «aktives Training» von viel zu wenigen genutzt. Gehören Sie zu den Schlauen!

Beine Senken

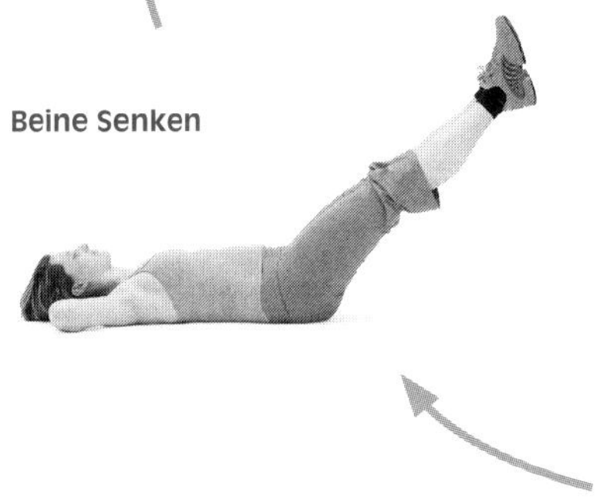

Beinrückheben

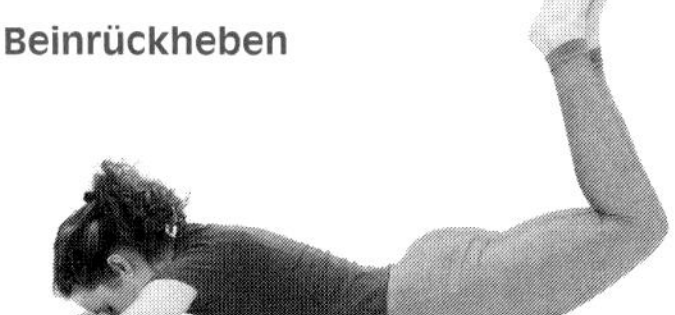

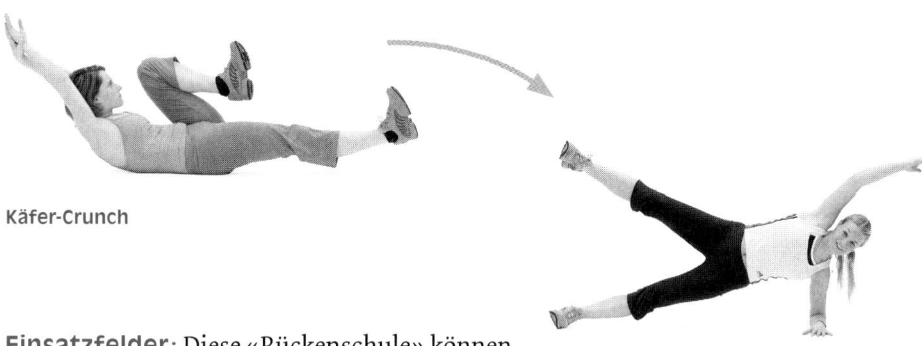

Käfer-Crunch

Unterarmstütz seitlich

Einsatzfelder: Diese «Rückenschule» können Sie selbständig an fast jedem Ort, auch zu Hause auf dem Wohnzimmerteppich absolvieren. Probieren Sie es aus; Sie werden sehen, Wunder gibt es doch!

Trainingsumfang: Einsatztraining mit 8 Übungen und 11 Sätzen, 2–3-mal pro Woche

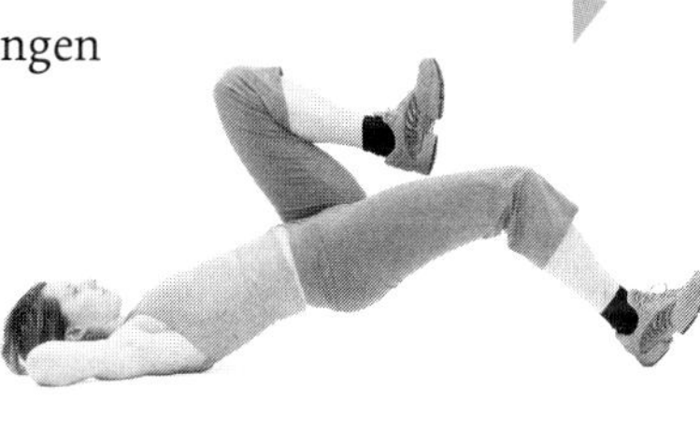

Beckenlift

Reverse Flys lang

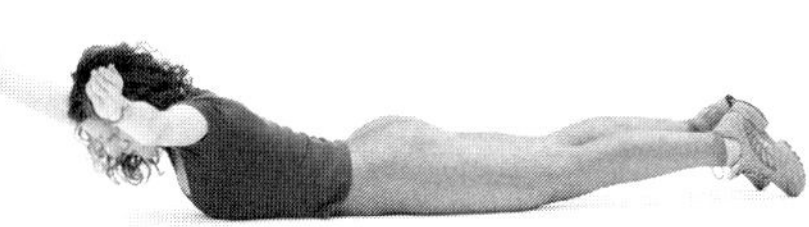

Das 30-Minuten-Komplett-Programm

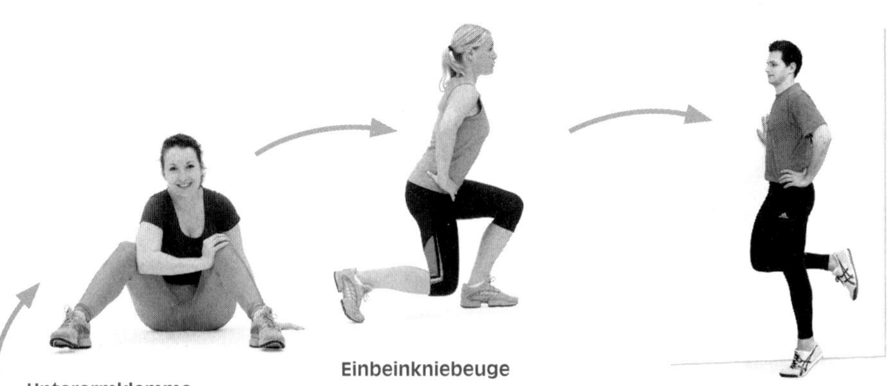

Unterarmklemme

Einbeinkniebeuge

Fersenheben

Arm-Seitheben gegen den Beinwiderstand

Motto: Das maxxF-Kernprogramm

Programmcharakteristik: Das Komplett-Programm ist das Flaggschiff aller maxxF-Programme. Wie der Name sagt, werden alle wichtigen Muskelgruppen sehr intensiv trainiert. Diese 30 Minuten sind eine gute Investition für Ihre Gesundheit, Leistungsfähigkeit, Körperformung, Beschwerdefreiheit und Lebensqualität.

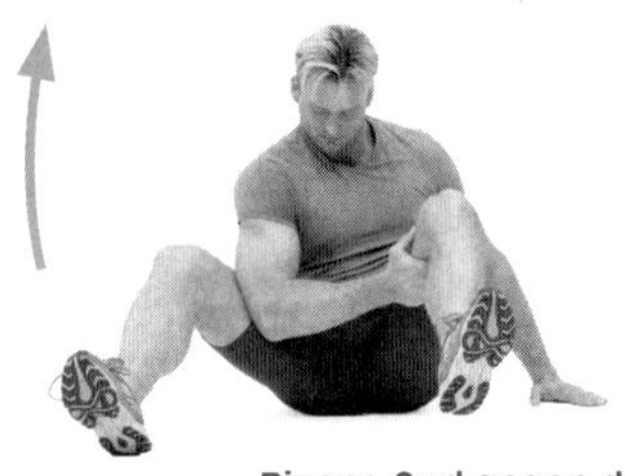

Bizeps-Curl gegen den Beinwiderstand

Beinheben gestreckt

Reverse Flys kurz

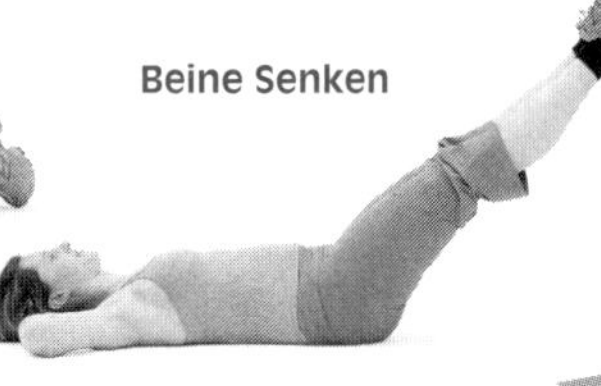

Beine Senken

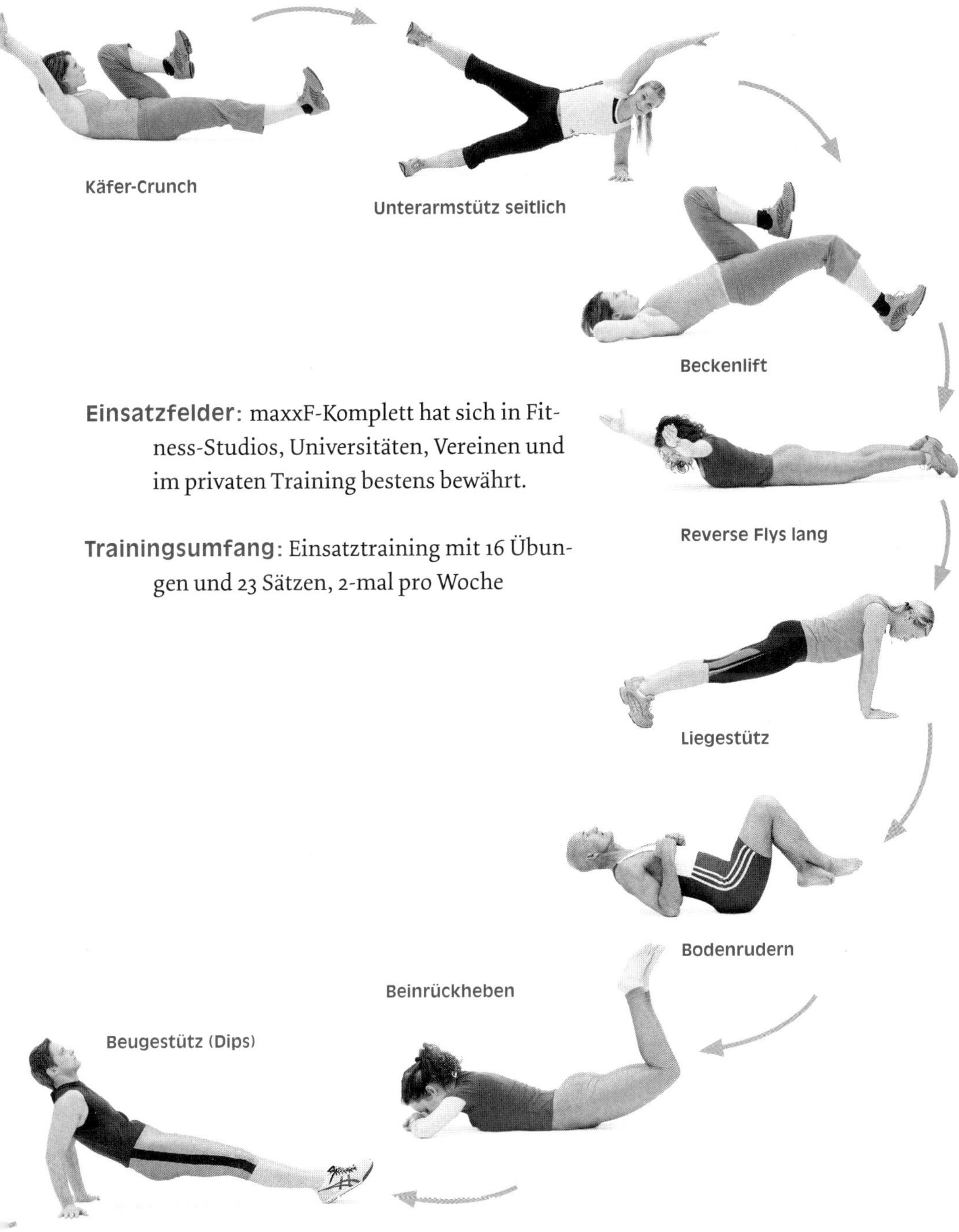

Einsatzfelder: maxxF-Komplett hat sich in Fitness-Studios, Universitäten, Vereinen und im privaten Training bestens bewährt.

Trainingsumfang: Einsatztraining mit 16 Übungen und 23 Sätzen, 2-mal pro Woche

Das 60-Minuten-Mammut-Programm

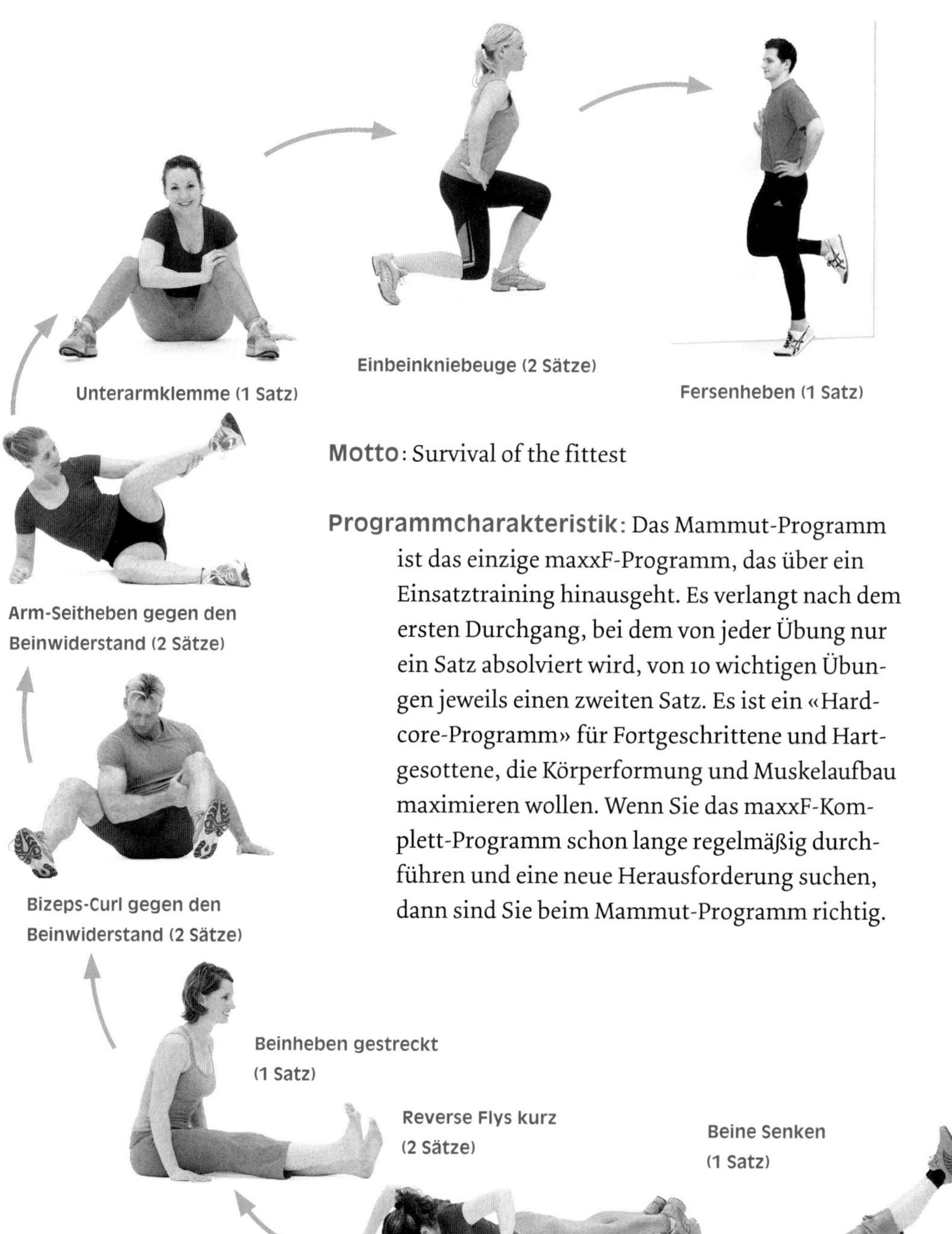

Motto: Survival of the fittest

Programmcharakteristik: Das Mammut-Programm ist das einzige maxxF-Programm, das über ein Einsatztraining hinausgeht. Es verlangt nach dem ersten Durchgang, bei dem von jeder Übung nur ein Satz absolviert wird, von 10 wichtigen Übungen jeweils einen zweiten Satz. Es ist ein «Hardcore-Programm» für Fortgeschrittene und Hartgesottene, die Körperformung und Muskelaufbau maximieren wollen. Wenn Sie das maxxF-Komplett-Programm schon lange regelmäßig durchführen und eine neue Herausforderung suchen, dann sind Sie beim Mammut-Programm richtig.

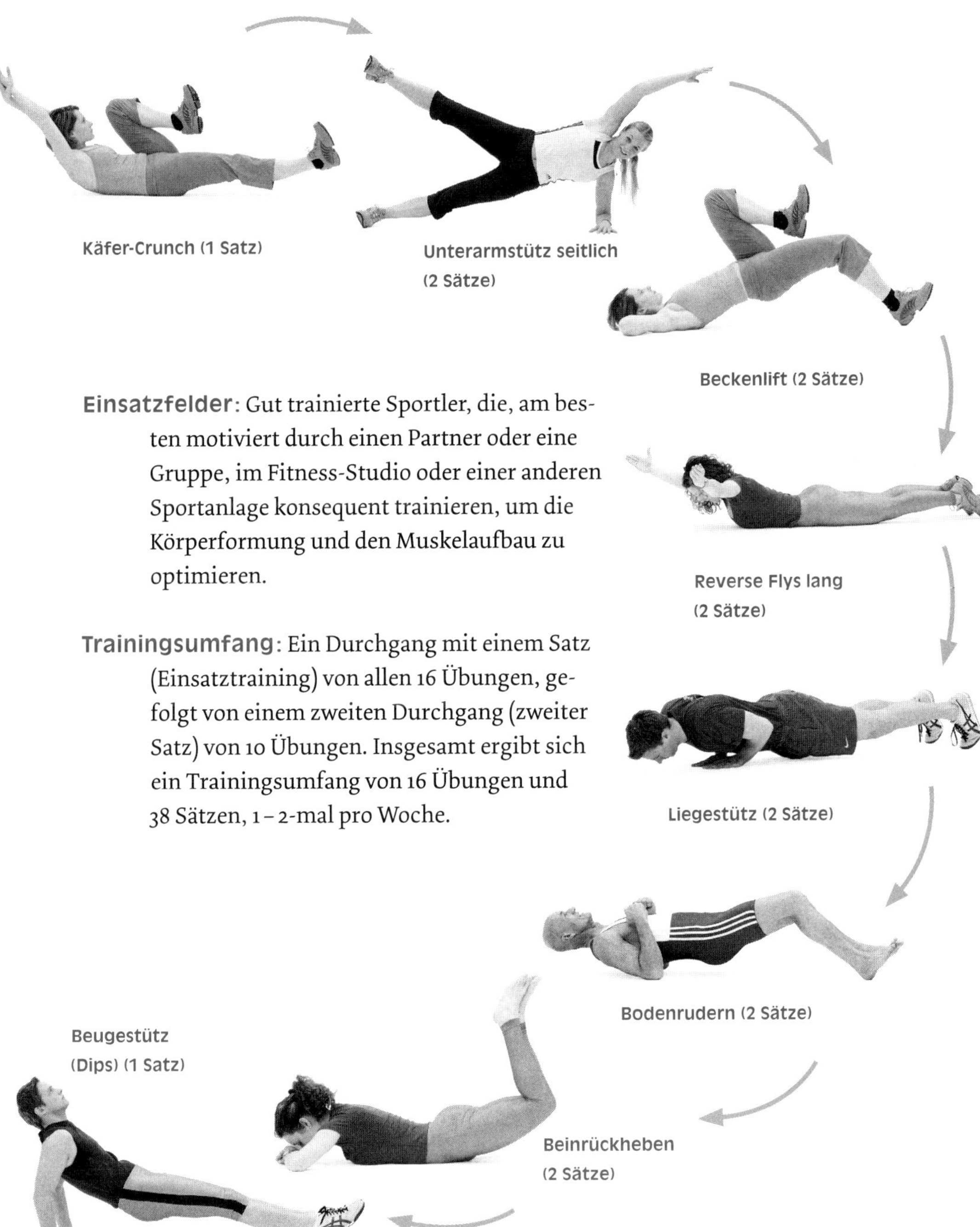

Käfer-Crunch (1 Satz)

Unterarmstütz seitlich (2 Sätze)

Beckenlift (2 Sätze)

Reverse Flys lang (2 Sätze)

Liegestütz (2 Sätze)

Bodenrudern (2 Sätze)

Beinrückheben (2 Sätze)

Beugestütz (Dips) (1 Satz)

Einsatzfelder: Gut trainierte Sportler, die, am besten motiviert durch einen Partner oder eine Gruppe, im Fitness-Studio oder einer anderen Sportanlage konsequent trainieren, um die Körperformung und den Muskelaufbau zu optimieren.

Trainingsumfang: Ein Durchgang mit einem Satz (Einsatztraining) von allen 16 Übungen, gefolgt von einem zweiten Durchgang (zweiter Satz) von 10 Übungen. Insgesamt ergibt sich ein Trainingsumfang von 16 Übungen und 38 Sätzen, 1–2-mal pro Woche.

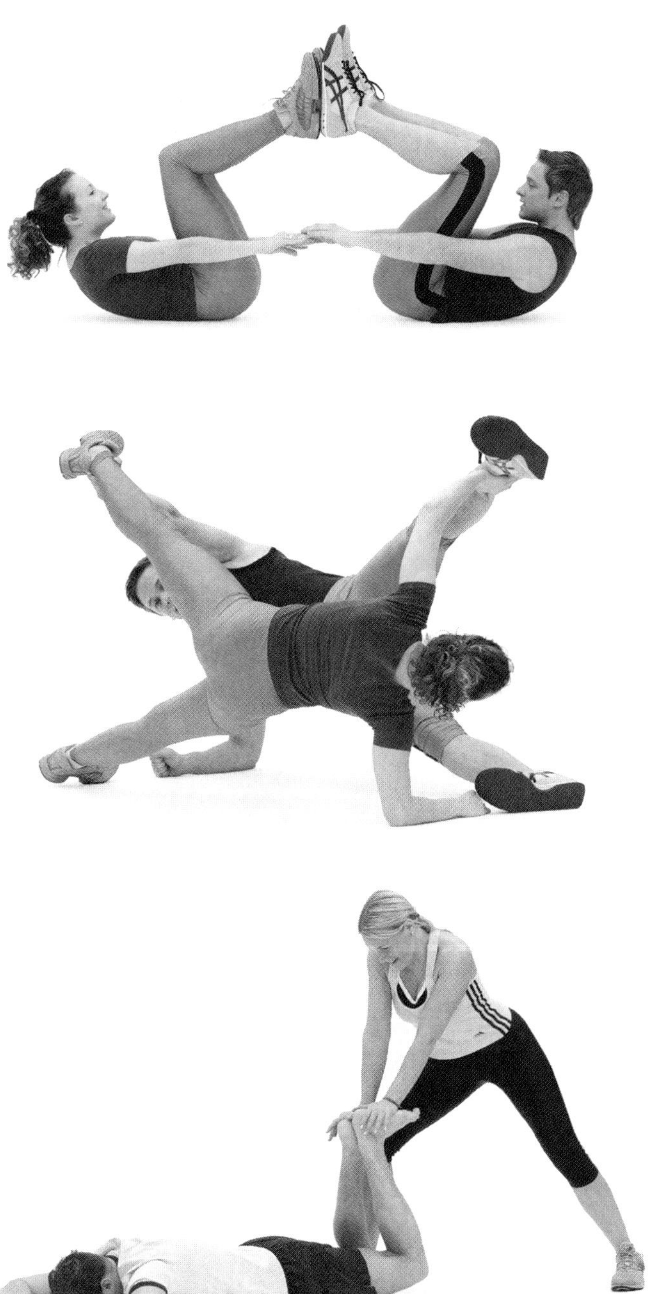

Die maxxF-Programme mit Partnerübungen

Der folgende maxxF Planer für Partnerprogramme enthält eine Auflistung aller 16 Partner-Übungen. Diese werden, ebenso wie die Programme mit Einzelübungen zu sechs Partner-Programmen zusammengestellt. Das Training beider Partner benötigt jedoch bei vielen Übungen zwei Sätze, einen für Partner A und einen für Partner B. Dadurch ergeben sich eine größere Anzahl von Sätzen und eine etwas längere Trainingsdauer. Darüber hinaus erhöhen sich durch die Partnerhilfe oder Partnerintensivierung die Anforderungen an Kraft und Koordination. Insbesondere die Bein- und Rückenmuskulatur werden intensiver beansprucht als bei den Programmen mit Einzelübungen. Dabei ist die Technik des korrekten Hebens eine wichtige Voraussetzung für ein risikoloses Training der Partner-Programme.
Ein effektives Training mit viel Spaß garantieren Ihnen die folgenden sechs Partner-Programme:

- Das 10-Minuten-Partner-Mini-Programm, 4 Übungen, 7 Sätze
- Das 20-Minuten-Partner-Kurz-Programm, 8 Übungen, 14 Sätze
- Das 20-Minuten-Partner-Rücken-Programm, 9 Übungen, 16 Sätze
- Das 45-Minuten-Partner-Komplett-Programm, 16 Übungen, 30 Sätze
- Das 25-Minuten-Partner-Spaß-Programm, 10 Übungen, 18 Sätze
- Unser Partner-Lieblings-Programm stellen Sie nach Ihren Wünschen und Vorlieben selbst zusammen.

MAXXF-Planer für Programme mit Partnerübungen

Nr.	Programm Übung/Vorgabe	Partner-Mini-Programm 10 Min.			Partner-Kurz-Programm 20 Mi		
		Sätze 1 oder 2 oder 3	Sek. 30 oder 45 oder 60	Dehnen	Sätze 1 oder 2	Sek. 30 oder 45 oder 60	
	Warm-up						
1.	Double-Crunch						
2.	Double-X (r./l.)						
3.	Beckenlift gegen Partnerwiderstand (A/B)						
4.	Großer Adler (A/B)						
5.	Liegestütz mit Partner (A/B)						
6.	Rudern mit dem toten Mann (A/B)						
7.	Beinrückheben gegen Partnerwiderst. (A/B)						
8.	Beugestütz mit Partner (A/B)						
9.	Double Twisted Crunch (r./l.)						
10.	Kleiner Adler (A/B)						
11.	Doppel-Statue						
12.	Die Braut über die Schwelle tragen (A/B)						
13.	Flügellahm (A/B)						
14.	Bremspresse (A/B)						
15.	Partner-Knicks (r./l.)						
16.	Hoppe-Reiter (A/B)						
	Summe der Übungen		4			8	
	Summe der Sätze		7			14	

* Am Ende des Programms jeweils ca. 5 Minuten Dehnen

artner-Rücken- ogramm 20 Min.			Partner-Komplett- Programm 45 Min.			Partner-Spaß- Programm 25 Min.			Unser Partner- Lieblings-Programm		
	Sek. 30 oder 45 oder 60	Dehnen	Sätze 1	Sek. 30 oder 45 oder 60	Dehnen	Sätze 1	Sek. 45 oder 60 oder länger	Dehnen	Sätze	Sek.	Dehnen
9			16			10					
16			30			18					

Das 10-Minuten-Partner-Mini-Programm

Motto: Kurz, wirksam und lustig

Programmcharakteristik: Die Konzentration auf die besten Komplexübungen ergibt, trotz der kurzen Zeit, ein sehr wirksames Programm.

Einsatzfelder: Für Partner zu Hause oder auf Reisen sowie für Trainingsgruppen, die ergänzend zu ihrem sportartspezifischen Training, einen ausreichenden Krafttrainingsreiz mit Spaßcharakter setzen wollen, ohne viel Zeit investieren zu müssen.

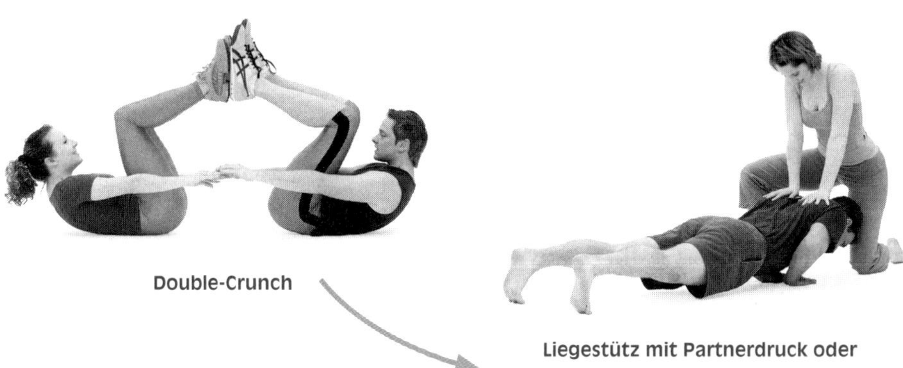

Double-Crunch

Liegestütz mit Partnerdruck oder

Liegestütz mit Partnerhilfe

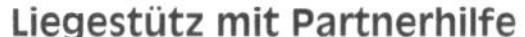

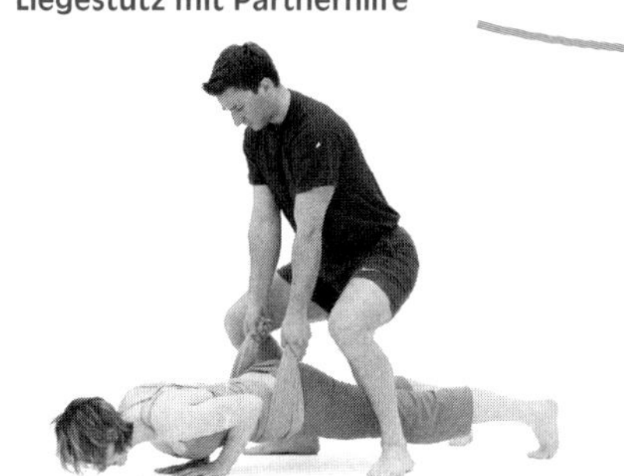

Trainingsumfang: Bei einem Einsatztraining 4 Übungen, 7 Sätze, 2–3-mal pro Woche.Bei einem Zweisatztraining 4 Übungen, 14 Sätze, ca. 20 Minuten Dauer.

Bei einem Dreisatztraining wird aus dem Mini Partner-Programm ein komplettes, sehr wirksames Körperformungs- und Muskelaufbauprogramm mit insgesamt 4 Übungen, 21 Sätzen und ca. 30 Minuten Dauer.

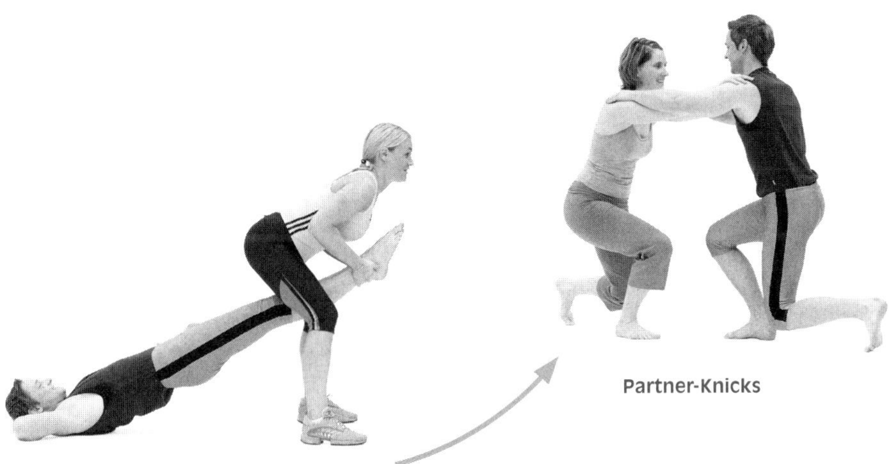

Partner-Knicks

Rudern mit dem toten Mann

Das 20-Minuten-Partner-Kurz-Programm

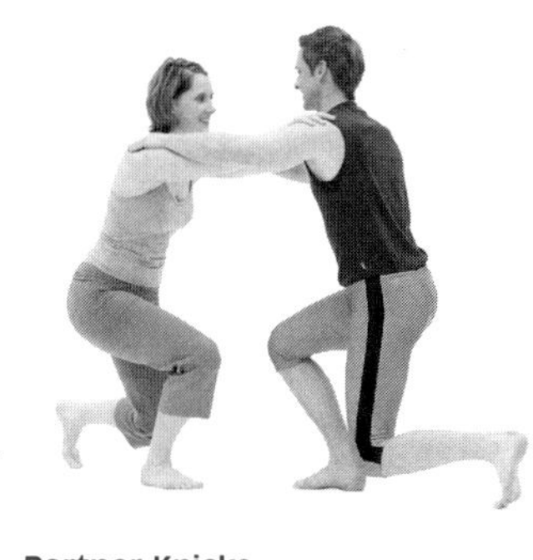

Partner-Knicks

Motto: «Du bist ganz schön schwer!»

Programmcharakteristik: Das Aufstocken auf 8 Übungen macht das Kurz-Programm zu einem vollwertigen Trainingsprogramm von nur 20 Minuten Dauer.

Einsatzfelder: Ein effizientes Programm, das zu Hause, im Urlaub, am Strand, im Fitnessstudio oder im Verein ohne größeren Aufwand durchgeführt werden kann und bei dem der Spaß garantiert ist.

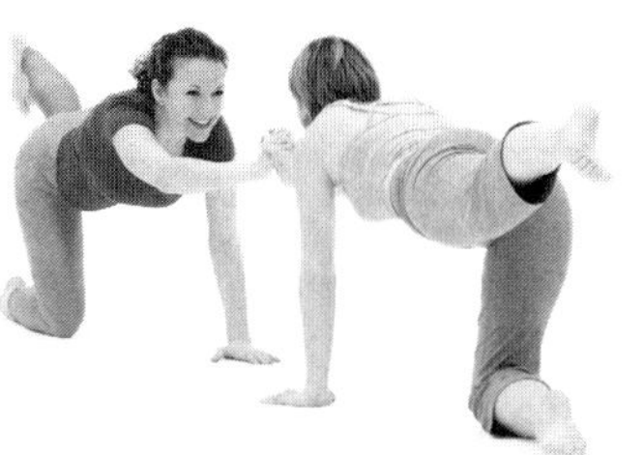

Doppel-Statue

Beinrückheben gegen Partnerwiderstand

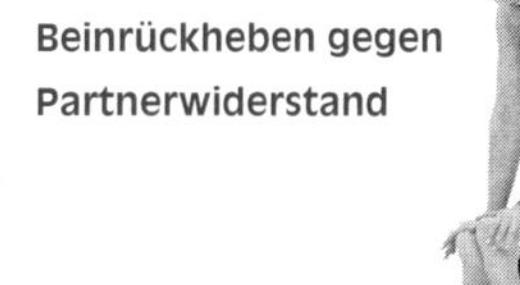

Rudern mit dem toten Mann

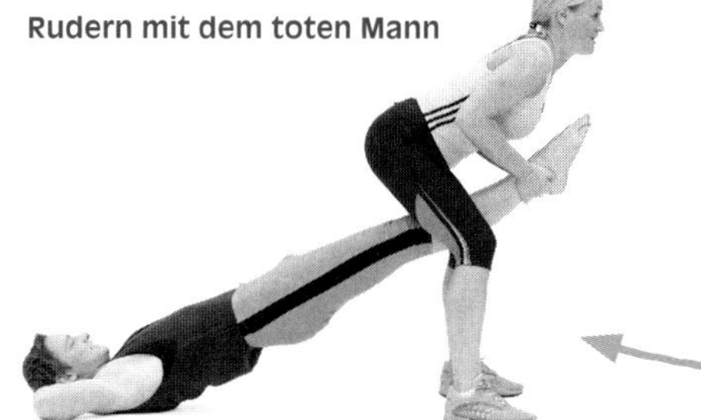

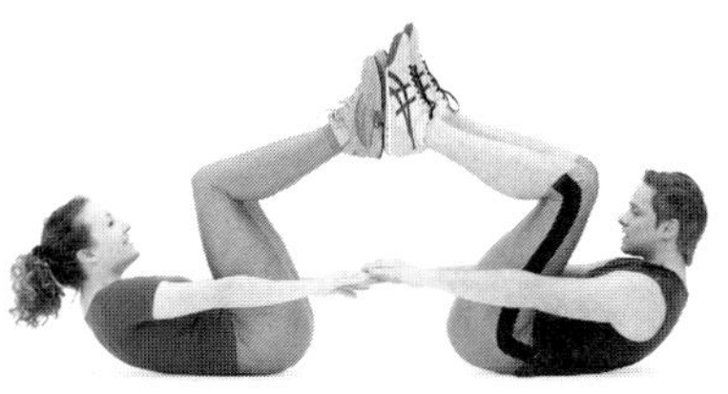

Double-Crunch

Trainingsumfang: Einsatztraining mit 8 Übungen und 14 Sätzen, 2-mal pro Woche.
Bei einem Zweisatztraining mit 8 Übungen, 28 Sätzen und ca. 45 Minuten Dauer wird aus dem Kurz-Programm eine umfangreiche, komplette Trainingseinheit.

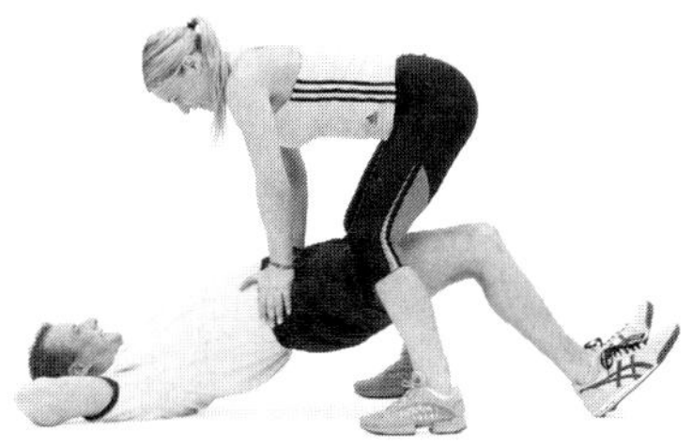

Beckenlift gegen Partnerwiderstand

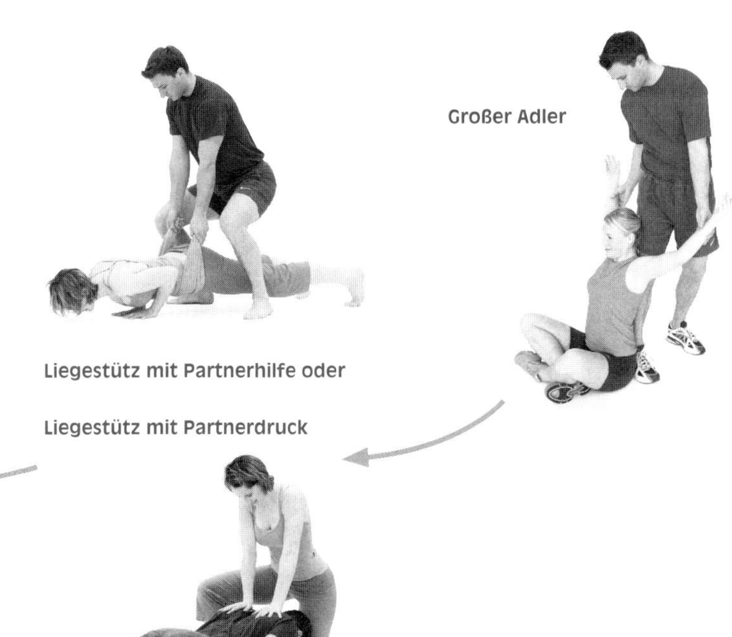

Großer Adler

Liegestütz mit Partnerhilfe oder

Liegestütz mit Partnerdruck

Das 20-Minuten-Partner-Rücken-Programm

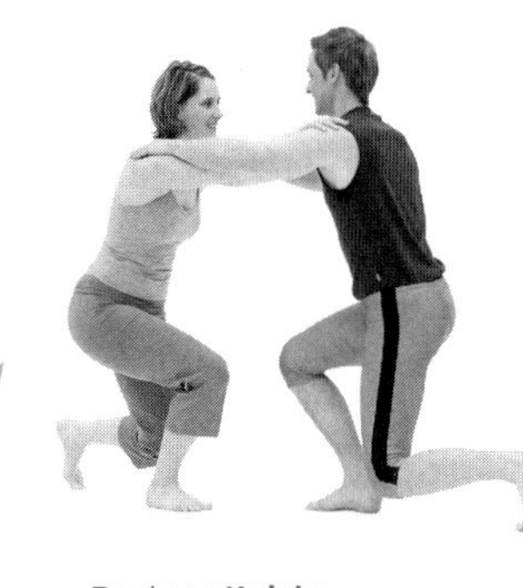

Partner-Knicks

Motto: Es gibt nichts Gutes, es sei denn man tut es

Programmcharakteristik: Mit einem Partner wird das Präventions- bzw. Rehatraining zur Spaßeinheit. Anstrengend ja, Wirksamkeit sehr gut! Der Partner spornt an, korrigiert, motiviert.

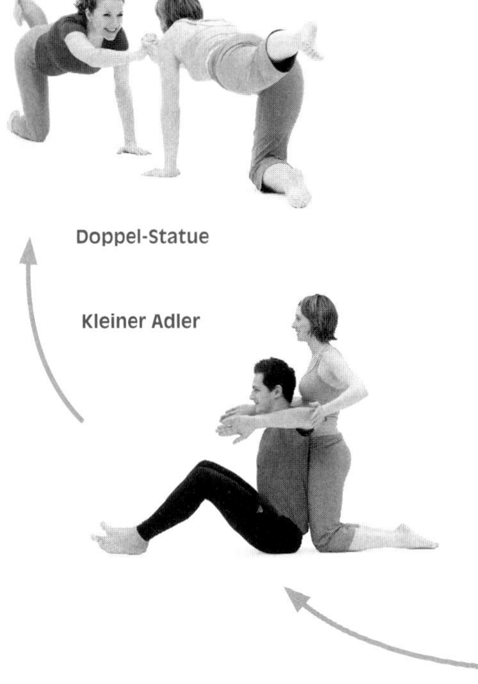

Doppel-Statue

Kleiner Adler

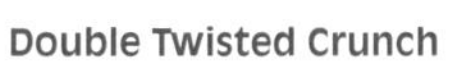

Double Twisted Crunch

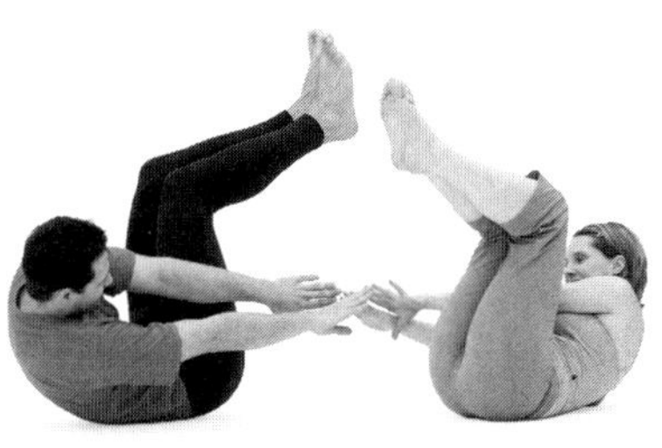

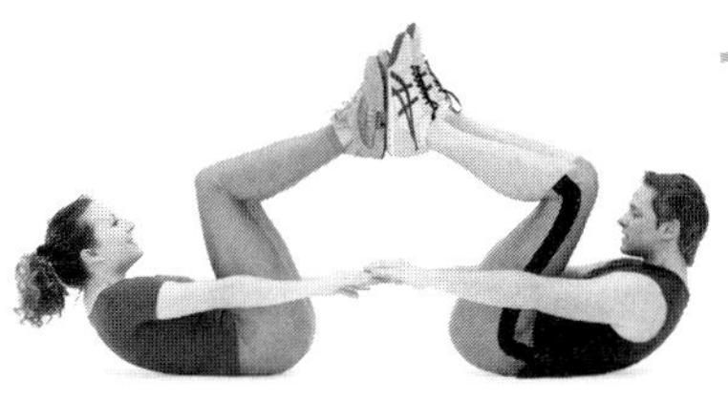

Double-Crunch

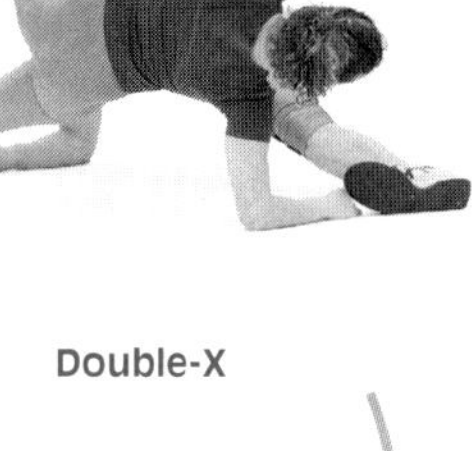

Einsatzfelder: Viele Ärzte berichten, dass die meisten Rückenpatienten es vorziehen, die Schmerzsymptome mit Tabletten und Spritzen kurzzeitig zu lindern, als die billigste, wirksamste und nachhaltigste «Medizin», ein aktives Rückentraining, konsequent zu Hause, im Fitnessstudio oder im Verein durchzuführen. Sie und Ihr Partner gehören zu den Ausnahmen und beweisen sich und anderen den unvergleichlichen Nutzen aktiven Rückentrainings. Das Programm kann sehr gut zu zweit zu Hause, oder in Gruppen in allen Übungsstätten absolviert werden. Der Partner und die Gruppe motivieren und der Spaß kommt auch nicht zu kurz.

Double-X

Trainingsumfang: Einsatztraining mit 9 Übungen und 16 Sätzen, 2 mal pro Woche

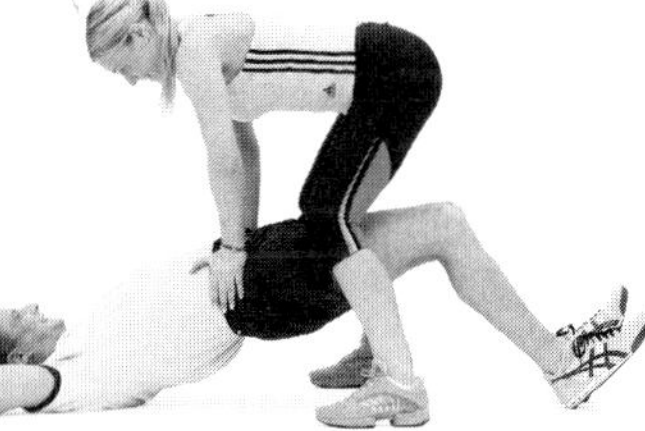

Beckenlift gegen Partnerwiderstand

Großer Adler

Beinrückheben gegen Partnerwiderstand

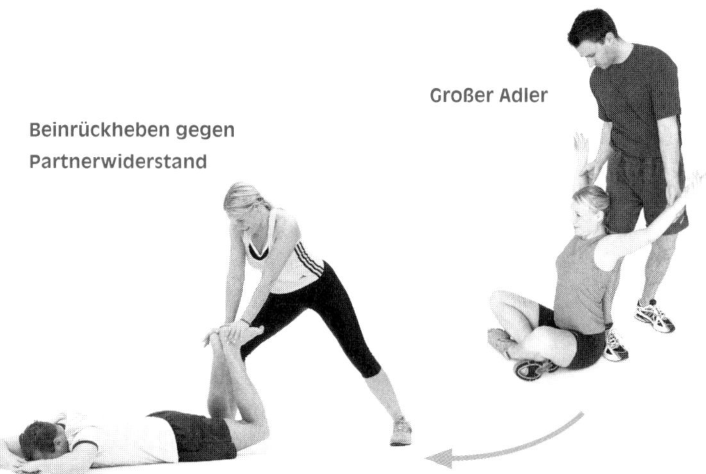

Das 45-Minuten-Partner-Komplett-Programm

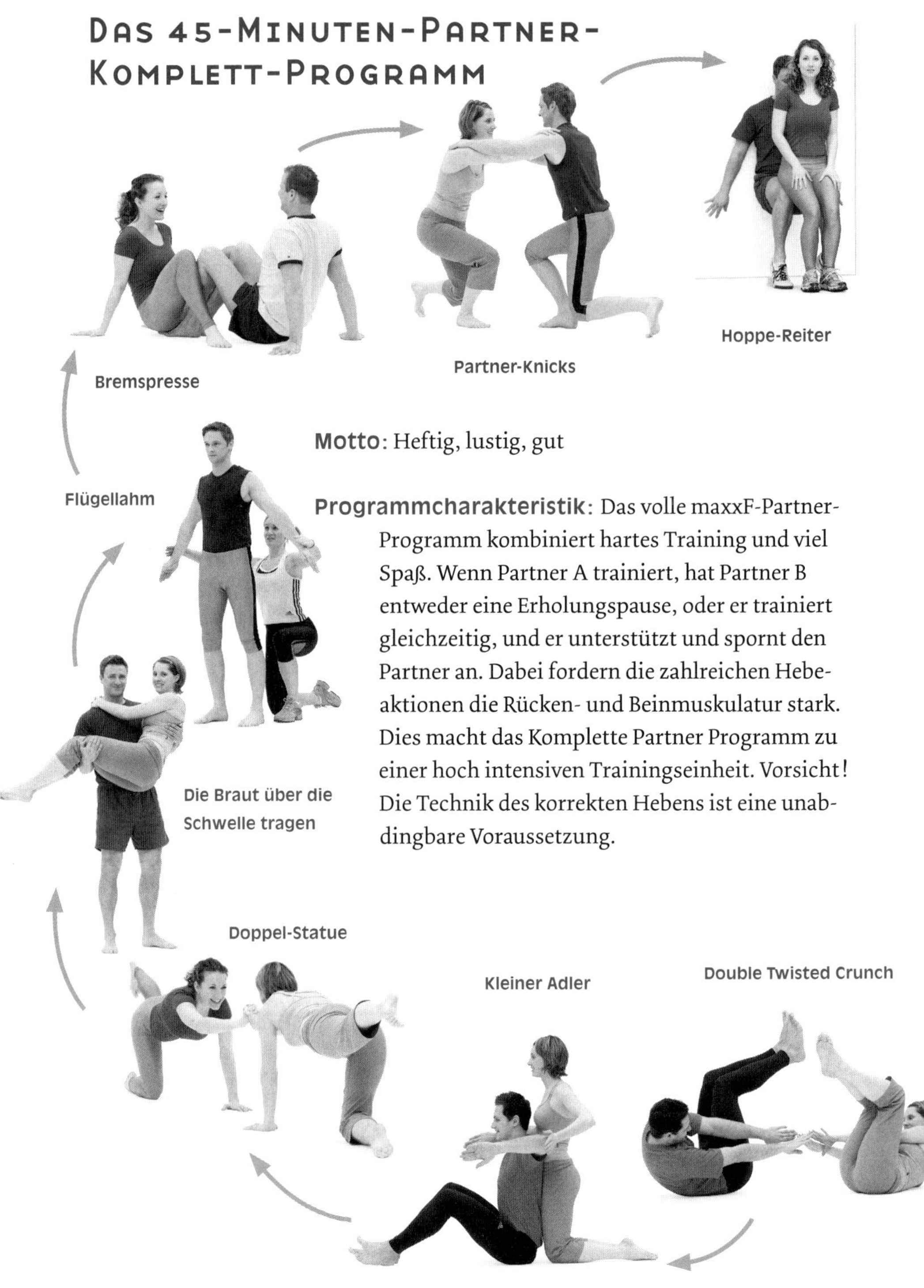

Motto: Heftig, lustig, gut

Programmcharakteristik: Das volle maxxF-Partner-Programm kombiniert hartes Training und viel Spaß. Wenn Partner A trainiert, hat Partner B entweder eine Erholungspause, oder er trainiert gleichzeitig, und er unterstützt und spornt den Partner an. Dabei fordern die zahlreichen Hebeaktionen die Rücken- und Beinmuskulatur stark. Dies macht das Komplette Partner Programm zu einer hoch intensiven Trainingseinheit. Vorsicht! Die Technik des korrekten Hebens ist eine unabdingbare Voraussetzung.

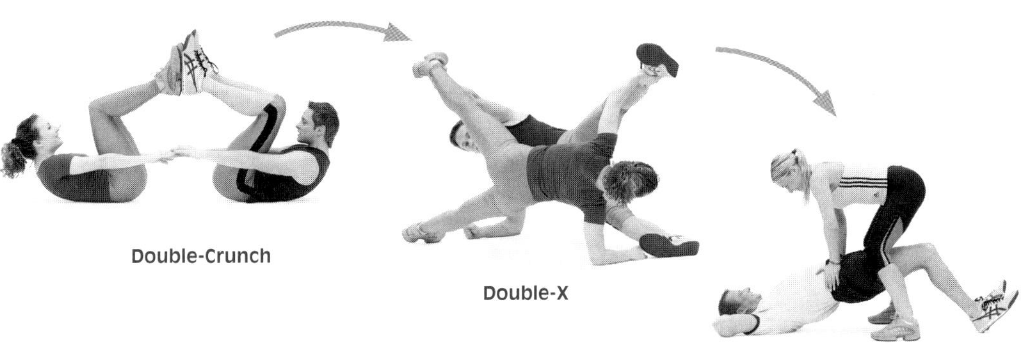

Double-Crunch

Double-X

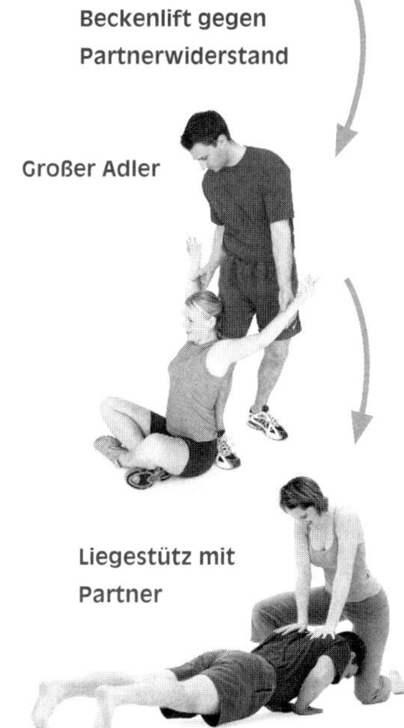

Beckenlift gegen Partnerwiderstand

Großer Adler

Liegestütz mit Partner

Einsatzfelder: Günstige Voraussetzung für ein derart umfangreiches Programm bieten Fitnessstudios oder Sporthallen und eine größere Gruppe. Eine Durchführung in trauter Zweisamkeit auf dem Wohnzimmerteppich ist für konsequente Paare, die die Anstrengung nicht scheuen, natürlich auch möglich.

Trainingsumfang: Es ist ein umfangreiches Programm mit 16 Übungen und insgesamt 30 Sätzen, das Konsequenz und Durchhaltevermögen erfordert.

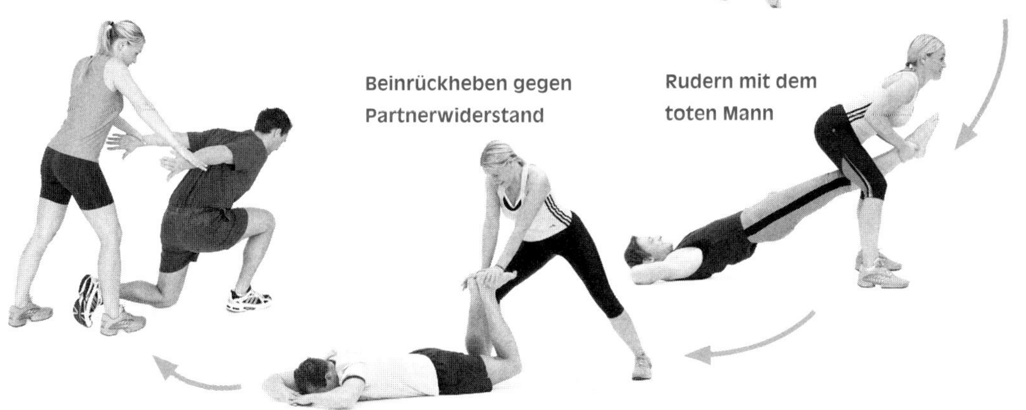

Wegweiser rückwärts mit Partner

Beinrückheben gegen Partnerwiderstand

Rudern mit dem toten Mann

Das 25-Minuten-Partner-Spass-Programm

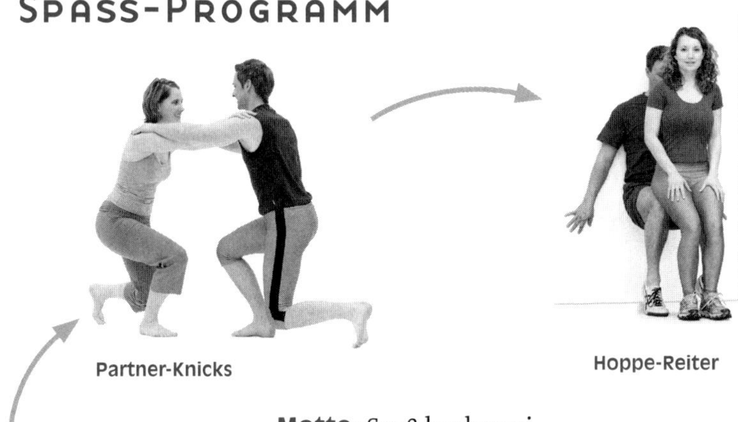

Partner-Knicks

Hoppe-Reiter

Motto: Spaß hoch zwei

Bremspresse

Pragrammcharakteristik: Bei den meisten Partnerübungen kommen die Partner sich sehr nahe. Partner-maxxF ist gleichzeitig ernsthaftes Training, Kennenlerntraining, Partnerbörse und Anti-Single-Aktivität, aufgelockert durch viel Lachen und Spaß. Das Spaß-Programm wird hin und wieder in die normale Trainingsroutine eingeschoben, wenn die richtigen Leute zusammenkommen, die Lust auf ein Training haben, bei dem die Kommunikation und der Spaß im Vordergrund stehen.

Flügellahm

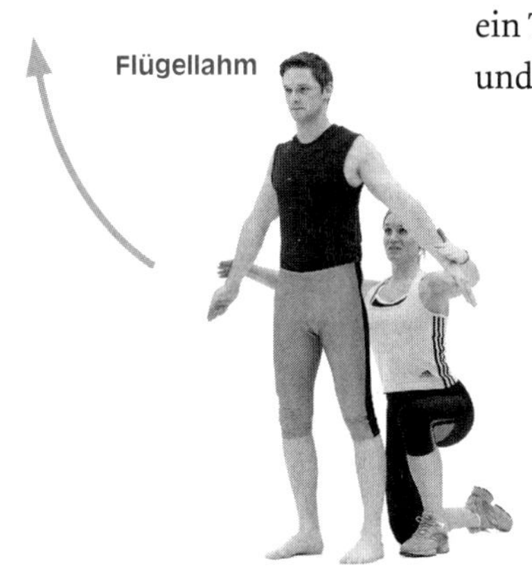

Die Braut über die Schwelle tragen

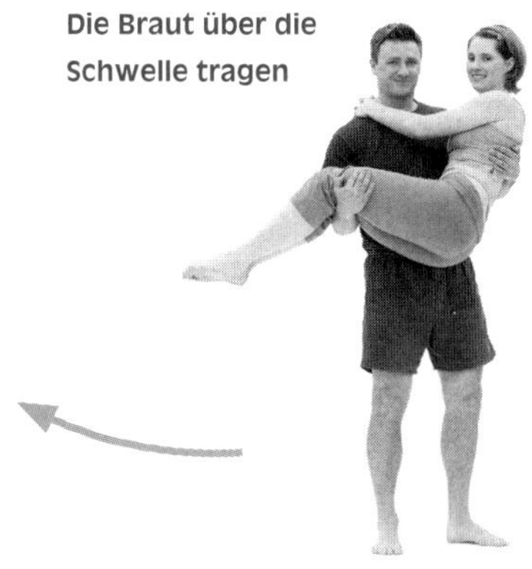

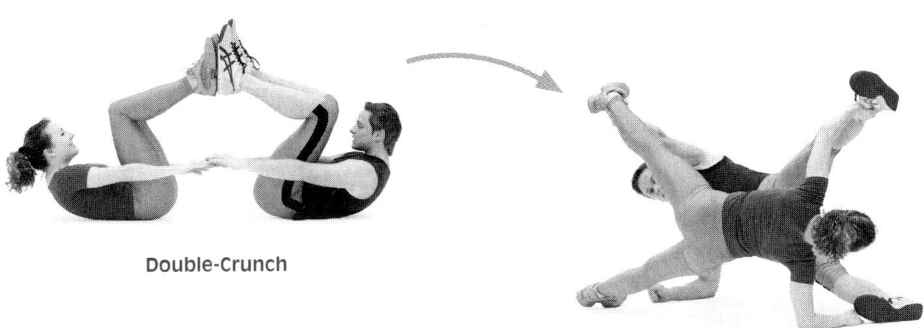

Double-Crunch

Double-X

Einsatzfelder: Noch mehr als Spaß hoch zwei macht Spaß hoch 4, hoch 6 oder mehr. Ein Gruppentraining potenziert die gute Laune. Dazu sind genügend Platz und geeignete Unterlagen, wie z. B. Aerobic-Matten, notwendig.

Trainingsumfang: Einsatztraining mit 10 Übungen und insgesamt 18 Sätzen

(K)ein Kuss und Liegestütz

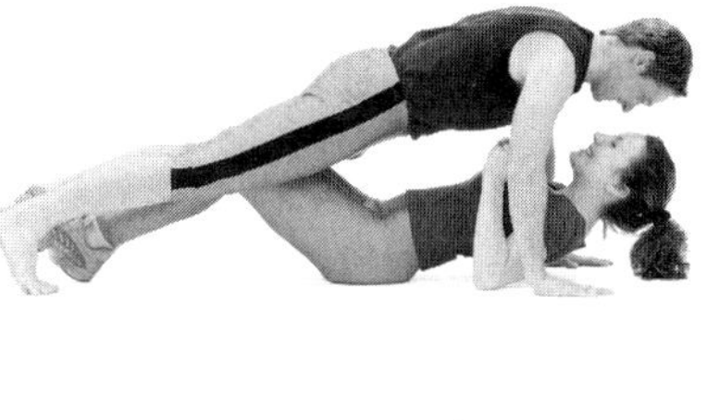

Doppel-Statue

Kleiner Adler

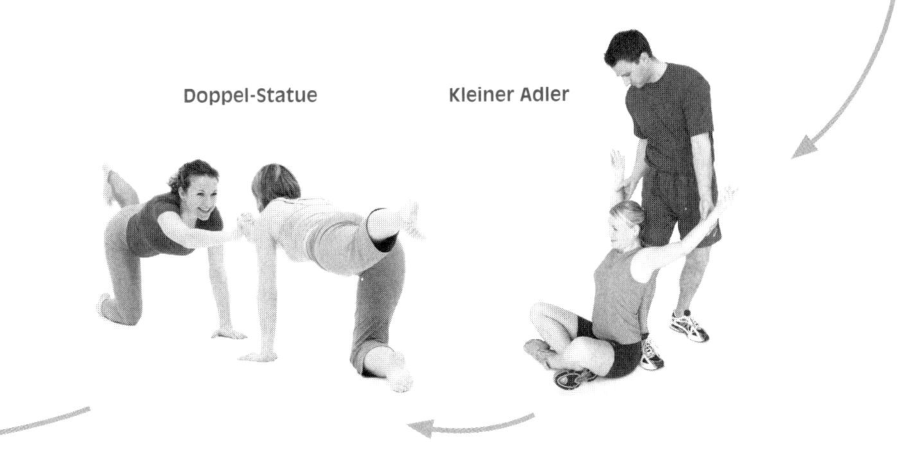

Der Autor

Wend-Uwe Boeckh-Behrens, Akademischer Direktor am Institut für Sportwissenschaft der Universität Bayreuth, studierte Sport und Französisch an den Universitäten Würzburg und Besançon (Frankreich). Seit 1972 ist er Dozent für Sportwissenschaft an den Universitäten Würzburg und Bayreuth.

Sein Interesse gilt v. a. der Trainingslehre, dem Bereich Gesundheit und Fitness und der Sportart Badminton. Mit Weitblick baute er bereits 1983 eine Ausbildung in Gesundheit und Fitness an der Universität Bayreuth auf, die heute bis zum European Degree in Health and Fitness führt. Den Schwerpunkt seiner Forschungstätigkeit bildet seit zwei Jahrzehnten das angewandte Fitness-Training. Die innovativen Ergebnisse seiner zahlreichen empirischen Studien haben das Fitness-Training z. T. revolutioniert und große Aufmerksamkeit gefunden. Seit 1993 arbeitet er an der Optimierung des Fitness-Krafttrainings mit Hilfe von elektromyographischen Messungen.

Ein Ergebnis der Messreihen sind Übungsranglisten für jede Muskelgruppe. Die Topübungen ohne Geräte für jeden wichtigen Muskel werden in diesem Buch unter dem Markennamen maxxF zu den sehr effektiven maxxF-Trainingsprogrammen zusammengestellt.

Boeckh-Behrens ist ein gefragter Referent, anerkannter Ausbilder von Fitness-Trainern und erfolgreicher Autor zahlreicher Bücher und Artikel.

Literatur

Boeckh-Behrens, W.-U./Buskies, W.: *Fitness-Krafttraining. Die besten Übungen und Methoden für Sport und Gesundheit.* Reinbek bei Hamburg 2006 (rororo Nr. 19481)

Boeckh-Behrens, W.-U./Buskies, W.: *Supertrainer Bauch.* Reinbek bei Hamburg 2005 (rororo Nr. 61028)

Boeckh-Behrens, W.-U./Buskies, W.: *Supertrainer Beine und Po.* Reinbek bei Hamburg 2003 (rororo Nr. 61040)

Boeckh-Behrens, W.-U./Buskies, W.: *Supertrainer Rücken.* Reinbek bei Hamburg 2004 (rororo Nr. 61044)

Boeckh-Behrens, W.-U./Buskies, W.: *Supertrainer Schultern, Arme , Brust.* Reinbek bei Hamburg 2005 (rororo Nr. 61070)

Dank

Sehr herzlich danken wir den zahlreichen Probanden der Untersuchungen, den Diplomanden und Projektmitarbeitern sowie den Models J. Autenried, Christian Baunach, Mathias Götz, M. Höfler, V. Hummel, J. Mainka, K. Nissl und B. Kuhtz.